マイナビ新書

ストレスの9割は
ストレッチで消せる

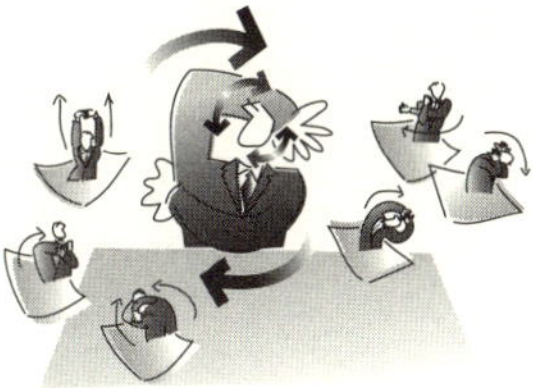

山内英嗣

JN297962

マイナビ新書

はじめに

多忙な日々の合間に、この本を読んでみようかとお手にとっていただき、ありがとうございます。本書に興味をお持ちになったということは、きっと、仕事の疲れがとてもたまっていらっしゃることとお察しします。まずは、本当に毎日お疲れさまです。

私自身も、整骨院の院長、プロアスリートのトレーナー、そして社員をかかえる経営者でもあり、ビジネスパーソン、とりわけ管理職の皆さんの心労は他人事ではありません。

皆さん、会社のために、上司のために、部下のために、毎日さまざまな問題に直面しながらも、まさに粉骨砕身して業務に励んでいらっしゃる。そのことが、本人の体の状態を通して、施術する私の両手にもひしひしと伝わってきます。

昔から「病は気から」と言われているように、心の状態が体に反映されることは、思いのほか多いのが現実です。

解決すべき問題や達成しなければならない目標が、次々と押し寄せる会社人生。そこで日々生じる、イライラや怒り、ショックなど、さまざまな感情を「我慢すればいい」となにもケアせずに放っておくと、心も体も悲鳴を上げ始めます。

そうした心と体の不調が連鎖しあって、いつしか仕事の質にも悪影響を与えてしまう。それは、ビジネスパーソンにとって最も避けたい事態です。

「先生、この首（または腰）の痛み、何度も繰り返しているんです……」

これは、私の整骨院を訪れる患者様がよく口にするフレーズです。

確かに首や腰そのものを痛めている場合もありますが、実は精神的なストレスが原因で体に異変が起きていることが、決して少なくないのです。

「筋肉も硬くなってはいますが、なんとなくお疲れのご様子ですね。どうしました？」

表情や声の調子、姿勢など、疲れていることが一目で見てとれる患者様にその理由を尋ねると、堰を切ったように話し始める方もいます。会社のこと、上司のこと、部下のこと。その内容はさまざまですが、なるほどそれなら、と疲れの理由が納得できる話ばかり。そしてときには、話をじっくり聞いているだけで、治療を施す前なのに「痛みが少し和らいできたかも」とおっしゃる方もいます。

このように、心と体は密接に関わり合っています。心の状態が、筋肉のコリや緊張に影響する。では反対に、心が感じるストレスを、体に働きかけることで減らす、あるいは消すことはできるのでしょうか。

答えは「イエス」です。

そしてその方法が「ストレッチ」なのです。

どんな職業も、健康が第一。ですが、特にビジネスパーソンの皆さんの一日は、朝から晩まで、仕事、仕事、仕事。健康な体づくりに励みたくても、まとまった時間はとれないし、会社にいてはそんなスペースもない。そして疲れはどんどんたまっていくばかり……。ストレッチは、そんなビジネスパーソンの皆さんの悩みに応えてくれます。

若い頃に運動をしていた方ほど「ストレッチなんて、ただの準備運動じゃないの？」と思いがちですが、昨今話題の体幹トレーニングも、代謝力を上げる筋トレも、実はそのベースはストレッチにあります。

そして、ストレッチは体への効果だけでなく、うつ症状などの精神面にも効果が認められることが医学的にも証明されています。

ストレッチはご存知の通り、筋肉を伸ばしたり縮めたりすることで、コリや緊張をほぐします。また、筋肉は伸縮することで血流を促進させる役割も担っています。そのため、ストレッチで体を動かすと、体内の血流がスムーズになり、体の内側にも良い影響が期待でき、さらに精神的なストレスの軽減など心の健康にもポジティブな効果をもたらすのです。

心と体の両方に効くストレッチは、今、さまざまな方面から見直され、期待を集めています。

ビジネスとはある意味生き物ですから、想定外の問題が突然降りかかることも多いでしょう。また、ポジションが上がるにつれ、我慢や辛抱を強いられる場面も多く、精神的な負荷はどんどん増えていってしまいます。

ビジネスパーソンの皆さんには、そうしてたまったストレスが原因となって、体のコリや痛みが生じるということ、そして実はもっと重大な問題が引き起こされる可能性があることを、本書を通じて知っていただき、その解決にも本書を役立ててほしいと思います。

私自身はプロアスリートのトレーナーも務めていますが、本書は、アスリートやいわゆる健康志向の方々など、日頃から体を動かすことに慣れ親しんでいる方々のためのストレッチ本ではありません。

忙しくてまとまった運動をする時間を確保できないビジネスパーソンの方々の、ストレスによる心身への影響を「ストレッチ」という手段で解消しようとする本です。

ですので、ここでご紹介するストレッチは、スポーツのパフォーマンスを上げるためのものではなく、私がアスリートへのケアや施術現場で培った経験から生まれたハウツーを活かして、ビジネスパーソンの日常で簡単に実践できるように、カスタマイズしたものとなっています。

本書をきっかけに、日々奮闘しているビジネスパーソンの皆さんがご自分のコンディションに意識を向け、日常にストレッチを取り入れることでストレスを解消し、より良いビジネスパフォーマンスを生み出していただくことができれば幸いです。

ストレスの9割はストレッチで消せる

目次

第3章　心と体を軽くする、ストレッチの基本知識

第4章　忙しいビジネスパーソンのための時短・簡単「ストレスバスター・ストレッチ」

第5章 ストレッチのキモは「習慣化」にあり

最終章　今日のストレッチが未来を変える

第1章

正しい意思決定とストレスの関係

「正しい意思決定」を常に求められるビジネスパーソン

労働人口の約半数が、企業の社員として、業務や組織の人間関係など、毎日複雑な問題や課題をかかえながら働く現代社会。

そして、すでに耳になじんだ「ストレス社会」という言葉が象徴するように、巷にはストレス解消のためのありとあらゆるグッズやメソッドがあふれています。

いったい、自分のストレスには何が効くのか、選ぶのにもストレスを感じるくらいです。

ストレス、と一言で言っても、そのもたらす影響はさまざまです。

心への影響としては、緊張、不安、あせり、憂うつ、イライラなどの感情の変化。軽い神経症やうつ病なども含まれます。

体への影響としては、頭が重い、めまいがする、肩がこる、疲れやすい、声が出にくい、神経性胃炎など。これらは、病院で検査をしても原因がはっきりせず、異常が認められないことが多くあります。また、消化器は精神状態に左右されやすく、強いストレスを感じると、胃や十二指腸に潰瘍《かいよう》ができてしまうこともあります。

行動への影響としては、他者と衝突しやすくなる、だまり込む、ひとりになりたくなる、酒やたばこの量が増える、食欲がなくなる、出社したくなくなるなど。

このように、ストレスによる心、体、行動への影響は、小さなものから重大なものまで、多種多様です。しかし、皆さんにとって、具体的に問題となってくるのは、ビジネスへの影響なのではないかと思います。

ビジネスパーソンにとって、ストレスによって本当に困ることとは何か。それは「求められている能力」を発揮できなくなること、なのではないでしょうか。

ビジネスパーソンに求められる能力のうち、重要なもののひとつは、意思決定力です。ストレスの影響で正しい意思決定ができずに、課題を適切に処理できない、状況がさらに悪化する、信頼を失墜してしまうなど、ビジネスにおいてマイナスとなる選択をしてしまうこと。それがビジネスパーソンにとっての本当の問題なのだと思います。

私が体験した、ストレスによる間違った意思決定

ビジネスシーンでの意思決定の失敗例として、恥ずかしながら私の経験をお話しします。

当時私は、整骨院の現場で、毎日１００人以上の患者様への施術にあたっていました。おひとりおひとりの症状をうかがったり、補助スタッフに指示したりと、

すべての患者様に関わる多忙な日々。ありがたいことに評判が評判を呼び、整骨院は、連日多くの患者様であふれていました。

そのうち、私はほかの地域でも患者様の期待に応えたいと考えるようになりました。そして、痛みをかかえながら隣の市からお越しいただいている方々のために、分院を開設する計画を立てました。

どうせ作るなら理想の整骨院を作りたいと思うようになり、夢は膨らんでいきました。そして、自分ではこれで間違いないと思える、斬新な分院開設計画がスタートしました。立地、資金計画、スタッフ採用・育成、院長育成、マーケティングなど、さまざまな計画を自分ひとりで行っていました。

成功体験があった私は、自分の力を過信し、計画の時点で成功を確信していました。現場で朝から晩まで患者様に施術し、空いた時間ですべての計画、打ち合わせを行う日々。

今から考えれば体力、気力ともに、いっぱいいっぱいの状態だったと思います。しかし私は、寝る間を惜しんでどんどん計画を遂行していきました。つまり、理想の院づくりに夢中になるあまり、ストレスフルな状態にありながらも、自分にブレーキをかけることができなくなっていたのです。

そして理想の院が完成し、「さあスタートだ！」と意気込みながら、私は患者様の来院を待ちました。しかし、いくら待てども、患者様はなかなか訪れません。一度いらした方も、次は来院されないという状態が続きました。

一方、最初の院での成功体験に固執していた私は、自分が理想と思う分院が完成した時点で、開院前にもかかわらず成功は確実と判断し、すでに次の分院の計画、スタッフ採用まで着手していました。

このときも自分ひとりで準備を進めていた私は、周囲の話、特に身近なスタッフの意見は、ボスの言うことは絶対と言わんばかりに、聞く耳を持ちませんでした。そして、現場スタッフの実力を正確に把握せず、その教育、育成がおろそかになっていました。それが、完成した分院に患者様が定着しない理由だったのです。

分院の売上は上がらないなか、次の分院のスタッフまですでに採用してしまい、しかも甘い見積もりで進んでしまったため、資金は底をついてしまいました。苦渋のリストラや個人資産の切り崩しで何とか倒産の危機は回避したものの、とても高い勉強代を払いました。そしてスタッフにも本当に申し訳ないことをしてしまったと、深く、深く反省しました。

今になって冷静に振り返ると、このときの私は、日々の仕事で気力体力が消耗し、ストレスを感じていたにもかかわらず、夢を考える心地よさが勝り、疲れている自分の状態に見て見ぬふりをしていたのでした。そして、高揚したテンションのまま、失敗なんてするわけがないと過信し、間違った意思決定を重ねていたのです。

その後、辛抱強く残ってくれたスタッフには謝罪をし、彼らの意見に耳を傾けながら、質の高い院づくりをもう一度、いちから着手しました。そのかいあって、今では予約が取れないほどの人気の院として、患者様にご評価いただくことができるようになりました。

ストレスは、意思決定に大きく影響する。そのことを、私自身、身をもって実感した出来事でした。これは整骨院院長としての私の経験談ですが、このように、皆さんのビジネスシーンでも、失敗の原因が実はストレスにあったということが、ご自分では気づかないけれど起こっているのです。

ビジネスの悪循環も好循環もストレス次第

ストレスはご本人のコンディション、そしてひいてはビジネスの成果に大きな影響を与えます。そしてその影響は、放っておくとさらなる問題の引き金になってしまいかねません。

ストレスがたまる↓心と体に影響が出る↓意思決定ミスを起こす↓ビジネスに問題が出る↓さらにストレスがたまる↓さらに心と体に影響が出る……。

こうなると意思決定ミスは重なっていき、悪循環はループしてしまいます。

では、ストレスが減る、または解消されるとどうなるでしょう。

ストレスが減る↓心と体への影響が減る↓意思決定のミスが減る↓ビジネスの問題が減る↓さらにストレスが減る↓さらに心と体への影響が減る↓正しい意思

決定ができる……。

ストレスを適切にケアすれば、負のスパイラルを好循環に転じることができます。

と、ここまで単純にはいかないでしょうが、やはりストレスをケアしないと、心と体がストレスにむしばまれ続けるリスクを放置することになってしまいます。

ストレスによる影響を減らせれば、ビジネスパフォーマンスの低下も防げます。常により良いパフォーマンスができれば、社内におけるご自身の評価も高くなることでしょう。そのことは、心と体にもポジティブな影響となって現れます。そして、心身ともにすこやかな状態を保つことができれば、より高いパフォーマンスにもつながるはずです。

逆に、どんなにマネジメントやコーチング、マーケティングなどのビジネススキルを勉強しても、発揮する土台である心と体が良い状態になければ、実際に良いパフォーマンスにはつながらないのではないでしょうか。

ストレスによる悪循環を、適切なケアで好循環へ切り替える。そのことが、ビジネスの成否を左右するといっても過言ではないほど重要であることを、ビジネスパーソンの皆さんには常に意識していただきたいと思います。

ストレスにはストレッチ！　その3つの理由

では、ストレスによる悪循環を好循環に変える、適切なケアとは何でしょうか。

それは、ストレッチです。

何だか調子が上がらない、うまくいかない。そんなときに、気持ちを切り替える感覚でストレッチを行うことで、大きく分けて3つのポジティブな変化を得ることができると考えられます。

【ポジティブチェンジ　その1】体の老化にブレーキをかける！

ホワイトカラー系のビジネスパーソンの時間の多くは、デスクワークに費やされる傾向にあります。そして体を動かす機会が減ると、血行が悪くなり、筋肉や関節も徐々に硬くなってきてしまいます。すると、無意識のうちに姿勢が悪くなっていたり、顔色が悪く、表情が乏しくなったりと全体的に不活発な印象、いわゆる「老けた感じ」を生み出してしまいます。

ビジネスパーソンとしてのアクティブな印象をキープし、若々しくいることは、仕事を積極的に進める上で大切な要素です。しかし疲れた顔や姿勢では、それもままなりません。

疲れた印象を払拭し、いきいきとしたコンディションを保つために、ストレッチは非常に有効な方法と言えます。

筋肉は、血液を全身に運ぶための「ポンプ役」。ここが硬くこわばっていると血液の循環が悪くなり、コリはもちろん、冷えや痛み、ひいては神経痛につながることもあります。さらに疲れや痛みがあると、筋肉はより緊張しやすくなり、血液の循環はますます悪化。乳酸や老廃物の蓄積と、負のスパイラルに陥ります。

こうなる前にストレッチで筋肉の状態を正常化し、血流を良くすることが肝心です。

姿勢を保つのも、筋肉の大切な役目のひとつです。そして、たとえば背中の脊柱起立筋が衰えてしまうと、首が前に傾き、背中が丸まり、腰が曲がり、結果あらゆるお肉が垂れてきて、ズバリ体が老け込んでしまいます。筋肉をしなやかにして良い姿勢を保つことは、全身の印象に大きく影響するのです。

日常の痛みやコリを意識して軽いうちにほぐしておけば、大きなダメージを防ぐことができ、老化のスピードをゆるめることにつながるでしょう。ストレッチで筋肉をすこやかに保つことは、若々しい印象を与えるために見逃せない大切なポイントです。

【ポジティブチェンジ　その2】柔軟な体が日々の動きの質を上げる！

加齢によって、筋肉との連動を支えている腱や靭帯《じんたい》は、次第に硬く変化していきます。そのまま何もしないで放っておくと、関節の可動域はどんどん狭くなってしまいます。そして、年齢を重ねるにつれて、歩幅が狭まって転びやすくなるなど、日常生活にも支障をきたすことが多くなってきます。今はまだそこまで、とお思いの方でも、よく考えてみると若い頃よりも体が硬くなってきて肩が上がりにくくなったり、前よりも足がつりやすくなったりということがあるのではないでしょうか。

ストレッチで筋肉を伸ばすと、筋肉が柔らかくなるだけではなく、筋肉とつながっている関節の可動域が広がります。そして、硬い体が柔らかくなります。実は「柔らかい体」というのは、筋肉が柔らかい体ではなく、関節が大きく動かせる体のことなのです。

「柔らかい体」になって関節を大きく動かすことができれば、動作の幅もより大きく広がります。それは、日々のなにげない体の動きが、よりスムーズに、より効率的になることを意味します。

【ポジティブチェンジ　その3】脳にも影響！　前向きな心になれる

緊張していたり、気持ちがネガティブになっているときは、体も心の状態を反映してこわばっています。こんなときも、ストレッチは良い作用をもたらします。

ストレッチで筋肉がゆるみ、血流が良くなると、副交感神経が優位になります。副交感神経が優位になれば、気持ちもリラックスして落ち着いてきます。反対に、活動時に活発になる交感神経が、優位になるべきタイミングなのに働かない、たとえば、朝起きたのに気分が上がらずやる気が出ないときなども、ストレッチで適度に体を動かすことで、スイッチをオンにすることができます。

気分転換する感覚で日常にストレッチを取り入れることで、交感神経と副交感神経のスイッチを切り替え、やる気を出したり、リラックスしたり、が意識的にできるようになるのです。

ストレッチは、やる気が起きにくいときでも無理なく行える運動です。そして、心のバランスを整えると言われている脳内物質セロトニンは、適度な運動によっても分泌されます。憂うつな気分を取り払うのにも、ストレッチは非常に適していると言えます。

延べ30万人を施術した経験が語ること

私はこの仕事を始めてから18年間で、延べ約30万人の患者様やアスリートの方々を施術してきました。そのなかで、確実にストレスが原因で体に痛みが起きている方を数多く見てきました。まだ駆け出しで施術経験が浅い当時には原因がわからなかった症状も、経験を重ねてきた今になって考えると、ストレスが起因していたと思う症例も多々あります。

前述の通り、ストレスが直接痛みを引き起こすのではなく、ストレスによって筋肉がこわばることで、血流が滞ったり、体がバランスを崩して負担が増えるなどの現象が起こって、痛みが生じます。しかし、ストレスと痛みの関係は、本人はなかなか明確に自覚できないものです。

わかりやすい例が、胃潰瘍や穿孔《せんこう》など、ストレスが続くことによって胃に穴があいてしまうというケースです。この場合、もちろん胃を傷つけてしまうような外的要因があるわけではありません。そして、ストレス自体は目に見えません。しかし、循環系や内分泌系、神経系にじわじわと影響を与え、本人に自覚があるなしにかかわらず、体に大きなダメージを与えてしまうことがあるのです。

スポーツのシーンでも、アスリートがストレスで本来の競技パフォーマンスが発揮できないことがよくありますね。プレッシャーに負けた、などとよく言われますが、このプレッシャーもまた、ストレスのひとつです。

私は、トレーナーとして担当するアスリートに、緊張や痛みを未然に防ぐための体の動かし方や日常生活での工夫や注意点を伝えてきました。そうしてプレッシャーに対する心身の準備を事前にこつこつと整えてから本番に臨むことで、本来の実力をいかんなく発揮できるという事実を、目のあたりにしてきました。その経験から、ストレスによるダメージが体に生じてしまう前に予防することの重要性を、強く感じています。

ストレスは、ウイルスや病原菌のように体の外にあって、やってくるというイメージを持っている方も多いかもしれません。しかし、実際はそうではありません。

「ストレスを感じる」ということは「外部の出来事に対して、個人が心や体で反応する」という、受動的な現象です。つまり、同じ出来事でもそれを「嫌だ」と捉えるか、「たいしたことない」と捉えるか。その捉え方は、ひとりひとりちがいます。そして、その捉え方から生じる反応、つまりストレスによる影響の大きさやその出方も、人それぞれなのです。

だからこそ、何か好ましくない出来事が起こったとき、ストレスを生じないように、あるいはストレスが生じても早めに解消できるような、自分なりの工夫をする。これがビジネスパーソンの健康管理には必須だと、私は感じています。

ストレスの心身への影響を予防することは、より良いビジネスパフォーマンスを実現するために欠かせない準備の一環だと考えてみてはいかがでしょうか。

そして心身の状態と意思決定の成否、そのスパイラルを好循環に保つことができれば、次々と押し寄せるトラブルや問題にも、冷静に的確に対処していくことができると思います。

ぜひ、ビジネスパーソンの皆さんには、ストレッチを行うことでビジネスの好循環をキープし、苛酷な日々を乗りきっていただきたいと考えています。

第2章

ストレスはなぜたまる？　どう消せる？

ところで「ストレス」って、何だろう

これまで、さまざまな心や体の不調の原因が、実はストレスに起因する場合が多いことを説明してきました。

ところでいったい、「ストレス」とは何なのでしょう？

ご承知の通り、「これがストレスだ」と、目に見えて示すことができるようなものではありません。

「ストレス」という言葉は、もともとは物理学用語です。１９３６年にカナダの生理学者ハンス・セリエ博士がストレスを定義したことで、医学的にも使われるようになりました。セリエ博士は、ストレスとは「生体に作用する外からの刺激（ストレッサー）に対して生じる生体の非特異的反応の総称」と定義しています。

つまり（ここが誤解されがちなのですが）ストレスとは、「外からの刺激その

もの」を指すのではなく、「刺激に対する心や体の反応」を指すのです。

そして、そうした「心や体の反応」は、生物がさまざまな変化に適応していくためには避けることのできない過程でもあります。たとえば、季節が変わって気温が上がれば汗をかき、下がれば鳥肌が立ちますね。それは気温の変化に対して、体が自然に行う反応です。

それと同様に、仕事や人間関係に変化があれば、慣れないうちは緊張したり、とまどったり、イライラすることがあります。しかし時が経つにつれ、行動面や心理面でゆるやかに変化が生じ、新しい環境でどうするのがいいのか、どう考えたらいいのかを少しずつ会得し、不安や緊張が減り、心身ともに新しい環境に慣れていきます。

こうして、生理的・心理的な反応プロセス、つまり「ストレス」を重ねていきながら、人はさまざまな環境の変化に適応していくのです。

ストレスは、悪いヤツなのか

一般的に「ストレス」というと、悪いものと思われがちです。しかし前述のように、ストレスは「心や体の反応」であることを知ると、すべてが悪いものというわけではないことが、おわかりになると思います。

つまり、「心や体の反応」であるストレスには、自身にとって「好ましい反応＝良いストレス」もあれば「好ましくない反応＝悪いストレス」もあるということです。

たとえば、目標、夢、スポーツ、良い人間関係などの刺激に対する反応としては、やる気や勇気など前向きな緊張感や、元気が出るなどの高揚感があります。こうした「良いストレス」は、人生を豊かで充実したものにしてくれます。

反対に、たとえば、うまくいかない人間関係や働き過ぎ、結果への不安、失敗などの刺激に対しては、苦しくなったり、やる気をなくしたり、嫌な気分になったりといった反応が生じます。こうした「悪いストレス」が、心や体にネガティブな影響をもたらします。

そう考えると、ストレスが「良いストレス」か「悪いストレス」かということは、刺激そのものの大きさや質が影響するのではなく、受け手である「自分自身にとって」その刺激がもたらす反応が「好ましいのか」「好ましくないのか」ということだと言えます。

平たく言えば、「ストレスの良し悪しとは、自分の反応次第」なのです。

ストレスの原因となる刺激自体には、良いも悪いもありません。もし、刺激に対する反応が好ましいものなら、問題はありません。しかし、好ましくない反応をしてしまうのなら、刺激ではなく自分の反応自体にアプローチすることで、ストレスによる悪影響をコントロールすることができます。

原因と結果を、入れ替える

医学博士E・ジェイコブソンは、悪いストレスを感じると、骨格筋が収縮（緊張）するということを突き止めました。そして逆に、緊張した骨格筋をリラックスさせることでストレスによる悪影響を除くことが可能であると述べています。

「悪いストレス＝インプット」→「緊張した筋肉＝アウトプット」と考えると、その方向を逆転させてフィードバックさせる、つまり緊張した筋肉をリラックスさせれば、原因である悪いストレスを減らせるというわけです。

悪いストレスを感じると、知らず知らずのうちに筋肉は緊張状態になります。すると筋肉内部の血管が圧迫され、収縮します。そして血流量が減少し、低体温を招き、さらに筋肉がこり固まった状態になります。また、脳内の血流が減少して扁桃体が過剰な刺激を受けると、コルチゾールの分泌が増加します。コルチゾールは別名ストレスホルモンとも呼ばれ、増え過ぎると免疫力や代謝の低下をもたらします。

こうしたときは、まず、体の緊張をゆるめ、リラックスさせることです。手足の末梢を温めたり、ストレッチをして関節や筋肉をほぐして血流を改善すると、体温の低下を抑えることができます。また、脳内血流量も増えるため、過剰なコルチゾールの分泌も抑えられます。

体が緊張したら、まずほぐす。それが、悪いストレスからの影響をモロに受けないためには大切なのです。

脳内物質のグッドバランスで、ストレスを味方につける

ストレスは刺激に対する反応であり、環境の変化に適応するための過程だとお伝えしましたが、自分自身の内的成長という観点においても、避けることのできない、そして欠くことのできないものです。

ストレスによる影響を恐れるあまり、ストレスを感じなくてもよい状態、いわゆるストレスフリーの状態に身をおけばいいではないか、と考える方もおられるかもしれません。

しかし、それは課題や問題を乗り越えたときに得られる充実感や達成感を味わう機会を失することも意味します。

そしてそもそも、あらゆる生命体において、ストレスをまったく感じずに生きていける状況など不可能と言ってよいでしょう。

大切なのは、もし悪いストレスが生じても、それを良いストレスに自ら変える工夫をして、行動面・心理面においてポジティブな状況を生み出していくことです。そのために覚えておいていただきたいのは「脳内物質のバランスを整える」ということです。

ノルアドレナリン、ドーパミン、セロトニンという単語に、聞き覚えのある方も多いかと思います。これらは、心身のバランスを保つためにとても重要な役割を担っている脳内物質です。

ノルアドレナリンは、外部から刺激を強く受けると分泌され、環境の変化に対応するためのやる気や集中力、判断力の向上をもたらします。しかし過剰に分泌されると、キレやすくなり、うつ病を発症することもあります。

ドーパミンは、何かを欲しいと感じて行動するときに分泌されます。過剰に分泌されると、欲望を抑えられなくなり、買い物依存症や過食症に陥ることもあります。

セロトニンは、別名「幸せホルモン」とも呼ばれています。体内時計の調節に関わるほか、ノルアドレナリンとドーパミンのバランスを整え、激しい衝動を抑えて、心を安定した状態に保ちます。いわば、心身のバランスを保つ、マネージャー役と言ったところでしょうか。


これらの脳内物質は、外部からのさまざまな刺激によって分泌が促されます。ノルアドレナリンもドーパミンも適度な分泌であれば、心と体をアクティブな状態へ導き、生きる充実感をもたらしてくれます。

しかし、すぐに解決できないような問題をかかえる状態、いわゆるストレスフルな状態が長期間続くと、体と心は常に戦闘状態を強いられます。ドーパミンやノルアドレナリンは分泌過剰となり、脳に強いストレスを生じ、精神的・身体的な症状となって現れます。この状態を改善するには、セロトニンの分泌量を増やし、脳内物質のバランスを整えることが大切です。

適度な運動で筋肉の緊張を和らげることは、脳内の血流を高めて、セロトニンの分泌を促してくれます。


ただし、このとき大切なのは、強い運動を急激に行うのではなく、あくまで「心地よい」と感じる負荷の運動をこまめに行うことです。強度の高い運動は、脳にストレスを生じる刺激となり、心身に疲労感をもたらし、逆効果になってしまう場合があります。

その点、ストレッチは気軽にできて負荷も少なく、脳内物質のバランスを保つためには最適の運動と言えるのです。

ストレスが体をゆがませる？　その理由は「骨格筋」にあり

私がこれまでお会いした患者様のなかでも「体の左右が完全に対称」という方は、いらっしゃいません。利き手や利き足があったり、そもそも内臓の配置が非対称だったりと、やはり人は、毎日の生活のなかで意識せずに、左右のどちらかに負荷をかけた状態になっています。負荷のかけ方もひとりひとり異なり、また体の部位によっても異なりますが、自動的にほかの部位でバランスをとりながら、ふだん立ったり歩いたり座ったりしているのです。

誰もが、どこかしらにゆがみをかかえ、その人なりに全身でバランスの帳尻を合わせながら生きているのですね。

しかし、強い肉体的・精神的ストレスによって、筋肉に持続的に緊張がかかると、その筋肉は収縮した状態が続き、伸びづらくなっていきます。その状態が左右どちらかに片寄って続けば、筋肉は一方向にひっぱられたままになります。その片寄りが背骨や骨盤についている筋肉「骨格筋」に起こることで、体の強いゆがみが生じるのです。

よく「背骨のゆがみ」「骨盤のゆがみ」と言われますが、それは背骨や骨盤などの骨そのものがゆがんでいるのではなく、その状態の大元は、筋肉のアンバランスなのです。そこで、ストレッチで筋肉の片寄った緊張をほぐせば、体のゆがみも軽くなるというわけです。

第3章

心と体を軽くする、ストレッチの基本知識

快適な心身で、快適な職場環境を目指す

先で、ストレスとは「外からの刺激に対する心身の反応」と定義しました。ここで言う刺激にはさまざまなものがありますが、働く方々にとって、悪いストレスを生じるような刺激の多くは、やはり職場にあることが数字でも明らかになっています。

厚生労働省の平成24年労働者健康状況調査で、自分の仕事、職業生活について強い不安、悩み、ストレスがあると答えた方は、半数以上の60・9％でした。また、実際何に悩んでいるかのランキングは、以下のようになっています。

1位　職場の人間関係の問題（41・3％）
2位　仕事の質の問題（33・1％）
3位　仕事の量の問題（30・3％）

＊厚生労働省 平成24年 労働者健康状況調査より

仕事を快適な環境で行うには、社内の雰囲気や人間関係が重要ですが、仕事の質や量についてもやはりストレスの要因となりうるようです。

職場での対人関係の悩みを解消したい！　そう思っても、いきなり相手を変えるのは難しいもの。解決に時間がかかるケースもあるのが現実です。仕事量や内容に関する問題も、自分ひとりでは、すぐにはどうすることもできないことが多いですよね。

そのような状況では「相手（状況）が変わらないなら私が変わる！」と、手っ取り早く自分自身の考え方を変えることも方法のひとつです。事実、こうした前向きな考え方ができる人は、身体面での回復も早いと言われています。

また、職場に理解者がいると良いですが、職場以外でも自分の話を聞いて応援してくれるような知人を作ることも、神経系の安定につながります。また「そうは言っても相手にも少しは変わってほしいな……」と思ったときには『他人の思考の9割は変えられる』（與良昌浩、マイナビ新書）などを読んでみるのも手かもしれません。

時間はかかるかもしれませんが、そうした自分自身や環境に対する建設的な働きかけを行うことで、ストレスの根本的な解決を図ることは、非常に大切です。

一方で、その間も生じ続けるストレスは、後回しにせずその都度、ストレッチで対処する必要があります。これまで述べてきた通り、体がこわばり、血流が悪くなった状態では、余裕を持った思考などできるはずがありません。すべては、心と体をリラックスさせることから始まるのです。

知っているようで知らない、ストレッチの基本

ストレッチとは、その名の通り「伸ばす」「ひっぱる」という意味の英単語「stretch」がその由来です。そしてストレッチング（＝stretching）とは、ストレッチの動作をすることを指しています。犬や猫などもよく背中を伸ばして大きくあくびをしていますが、あの動作もひとつのストレッチだと言えます。

ストレッチと言えば、スポーツの現場を思い浮かべる方が多いと思います。スポーツの現場では、すべての選手が全身の筋肉や関節にストレッチングを施していきます。その際、各選手はそれぞれの目的に沿ったストレッチを選択します。

スポーツの現場でのストレッチの目的としては、

- ウォームアップのプロセスの一環として
- クールダウンのプロセスの一環として

・ケガの予防のため

と、大きく分けて3つがあります。

一方、ビジネスパーソンの皆さんにとってのストレッチの目標は、日々の精神的、肉体的な疲労を取り除いてリラックスし、最終的には「正しい意思決定」ができるコンディションを維持することです。

正しく行えば、トップアスリートもビジネスパーソンも、最高のパフォーマンスが発揮できる。ストレッチとは、個人の可能性を引き出す全身運動なのです。

ストレッチには2種類ある

ストレッチには、大きく分けて2種類があります。

「動的ストレッチ」と「静的ストレッチ」です。

スタティック
ストレッチ

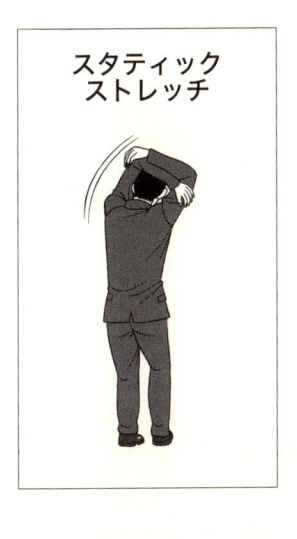

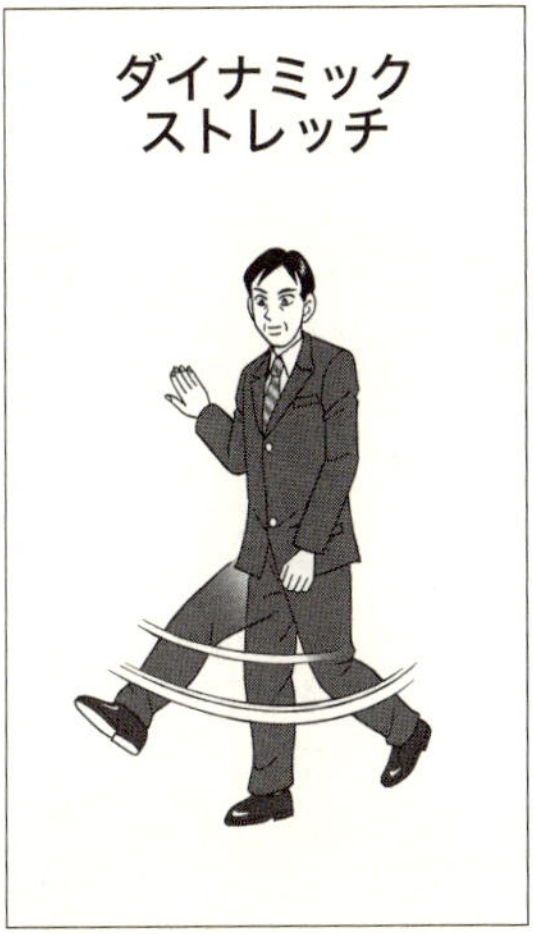
ダイナミック
ストレッチ

動的ストレッチは「ダイナミックストレッチ」とも呼ばれ、主に関節や筋肉を回旋したり上下動させたりと、アクティブに動かしながら筋肉をストレッチしていく方法です。静的ストレッチは「スタティックストレッチ」とも呼ばれ、対象の関節や筋肉を無理のない位置でキープし、ゆっくりと筋肉をストレッチしていく方法です。

それぞれ、目的に応じてプロセスが異なります。

「伸ばす」だけじゃない！　ストレッチで「縮める」!?

ストレッチを行うときは、対象の筋肉を「伸ばす」ことばかりに意識を向けがちです。しかし、反対側の拮抗する筋肉がしっかり「縮む」ことができなければ、そもそも「伸ばす」ことはできません。

拮抗する筋肉を縮めることは、実はとても重要で、これがなければストレッチの効果は半減します。また最近の医学では、長期間の筋肉の硬化に対しては、いきなり「伸ばす」ことよりまず「縮める」ことの方が大切であるとも言われています。

ストレッチで伸ばされた後、筋肉はゆるんでリラックスします。このゆるんだ状態を「弛緩《しかん》」といいます。ストレッチは、筋肉を弛緩した状態へと導くことが目的です。その際、硬くなった筋肉でも「縮んだ状態で硬くなった筋肉」と「伸びた状態で硬くなった筋肉」の2つがあり、それぞれに応じて、伸ばすテクニックと縮めるテクニックを使い分ける必要があります。

効果なし!? 逆効果!? 「ストレッチ」の誤解

若い頃に運動をしていた方のなかには「ストレッチくらいカンタンだ!」とばかりに、昔提唱されていた方法で力まかせにストレッチを行う方がいらっしゃいます。当時はそれが正しいとされていたのでしょうし、若い頃は筋肉も柔軟なのである程度は対応できたはずです。

しかし、スポーツ医学が発達し、細胞レベルの研究が進む昨今では、新たな事実が明らかになってきています。

たとえば、かつてのこんな常識は、今では間違った考え方とされているのです。

【多少痛くても根性！　我慢してグイグイ伸ばす！】

これは危険な間違いで、痛さを我慢してまで伸ばしていては、筋肉を傷つけたり痛めたりする可能性があります。

筋肉は脱力した状態で伸ばしていく、または縮めていくことがとても重要です。痛いということは、意識だけの話でなく、筋肉のなかの感覚受容器が過剰な反応を起こしていることを意味します。そんな状態で無理やりストレッチを行うと、かえって筋肉は硬くなってしまいます。

【運動するときだけ、しっかりがっつりストレッチ！】

これまた大きな間違いで、運動をする・しないにかかわらず、ストレッチは毎日行うことで効果を最大限に発揮します。

世界的に有名なプロのバレリーナは、バレエの練習そのものよりストレッチの時間を多く取る日もあるくらいです。それほど、筋肉はすぐに硬くなりがちだということです。そして反対に、毎日少しずつでもストレッチすることで、筋肉が硬くなることは防げるのです。

【生まれつき体が硬いんだもん！　ストレッチなんて無理無理！】

ストレッチや運動が嫌いな方のなかには「俺は生まれつき体が硬いんだ！」と主張する人がたまにいます。

しかし、よく考えてください。体が硬い赤ちゃんって、いるでしょうか。生まれてすぐは、さまざまな状況に対応するために体は柔軟にできています。ですから「体の硬さは生まれつき！」というのは事実ではなく、後天的な問題なのです。

（ストレッチをやりたくない言い訳として、冗談でおっしゃる方がほとんどですけれどね……）

【痩せるためにはストレッチ！　これさえすれば痩せられる！】

そんな都合の良いことは、残念ですがありえません。摂取カロリーを消費カロリーが上回ったときに、体は痩せます。やはり、食べ過ぎないこと、体を動かすこと、が健康的に痩せるためには大切なのです。ストレッチだけ行って痩せるということは、決してありません。

痛みの元は、意外なところに。たとえば「胸鎖関節《きょうさかんせつ》」

最近、肩甲骨の動きにフォーカスしたエクササイズが流行しています。スポーツ医学の分野でも動作解析をすると確かに、肩甲骨が柔軟な選手は、運動のパフォーマンスが高いことがわかっています。

しかし、私は、肩の痛みを訴える患者様やアスリートのなかで「肩甲骨周辺が柔軟なのにもかかわらず」上半身や肩全体の動きが悪い、あるいは運動のパフォーマンスが低い方々を多く目にしてきました。

そして、そうした場合の多くに共通して、動きの悪い関節があることを見つけました。それが「胸鎖関節」です。

「胸鎖関節」は胸側にあって、胸骨と鎖骨をつなぎ合わせている関節です。そして肩周辺の骨群（鎖骨、肩甲骨、上腕骨）を体幹につなぐ、唯一の関節でもあります。のどぼとけから下へたどると、ほどなく胸骨のくぼみに触れます。その胸骨と鎖骨の接続部が胸鎖関節です。

肩関節や肩甲骨からは離れて位置する関節ですが、肩や腕を動かすときは、実はここが大きく動くことになります。そして、ここの動きが悪いと、肩の動きが悪くなったり、痛みが出たりするのです。

私の患者様で、関節間の組織の炎症による五十肩と病院で診断された方がいらっしゃいました。胸鎖関節をしっかり動かすように意識しながら、肩から肩甲骨にかけて、全体を前後に回すようにアドバイスしたところ、炎症は消失し、痛みが改善されました。

また、練習しても投球のスピードがなかなか上がらないと訴える高校球児に、胸鎖関節の調整や動かし方を教えただけで、スピードが上がったという事例もありました。

関節に痛みや不具合がある場合、そこに直接アプローチするのではなく、その関節の動きの大元となっている関節に働きかけることが有効な場合がある、ということをぜひ記憶にとどめておいてください。

第4章

忙しいビジネスパーソンのための時短・簡単「ストレスバスター・ストレッチ」

忙しいからこそしてほしい、こまめにできるストレッチ

それでは実際に、オフィスでのスキマ時間や移動中、休日など、空いている時間を使って実践できるストレッチをご紹介していきましょう。名付けて「ストレスバスター・ストレッチ」です。

「ストレスバスター・ストレッチ」では、第3章で触れた「動的ストレッチ」と「静的ストレッチ」をハイブリッドしています。「伸ばす」ことと「縮める」ことの両方を効率的に行うことで、筋肉をリラックスさせ、ストレスによる影響をケアします。また、限られた時間や場所でも効果的なストレッチができるよう、設計されています。

ここでは、あるひとりの課長さんに登場してもらって、どんな場面でどんなス

トレッチができるか、そしてどんな状態に効くのかを、課長さんの一週間を通してご提案しています。

あらためて強調しますが、大切なのは、体にコリや痛みが出てしまってから対処するのではなく、ストレスを感じたそのときに、カラダをこまめにストレッチすることです。

ビジネスパーソンの皆さんには、忙しいときこそこまめに「ストレスバスター・ストレッチ」を行い、体のコリや痛み、心の不調を生じる前に、ストレス自体をケアすることをぜひおすすめします。そして、ストレッチすることを習慣化できれば、日々の疲労感はより軽くなり、ビジネスパーソンとして常に、より良いパフォーマンスを発揮することができるようになるはずです。

ほんのちょっとのストレッチがもたらす意外と大きな効果をぜひ実感していた

だき、ハードな毎日のなかでも良いコンディションをキープしていただけたらと思います。

秘訣は、とにかく「がんばらない」

「ストレスバスター・ストレッチ」には、明確な時間がありません。ご自身の続けられる秒数で行ってください（がんばっちゃダメ）。

また、「ストレスバスター・ストレッチ」には、明確な強さもありません。ご自身の気持ちの良い範囲で行ってください（がんばっちゃダメ）。

とにかく「がんばらない」こと。これが「ストレスバスター・ストレッチ」の最大の秘訣です。

「ストレスバスター・ストレッチ」で乗り切る、束礼多課長のある一週間

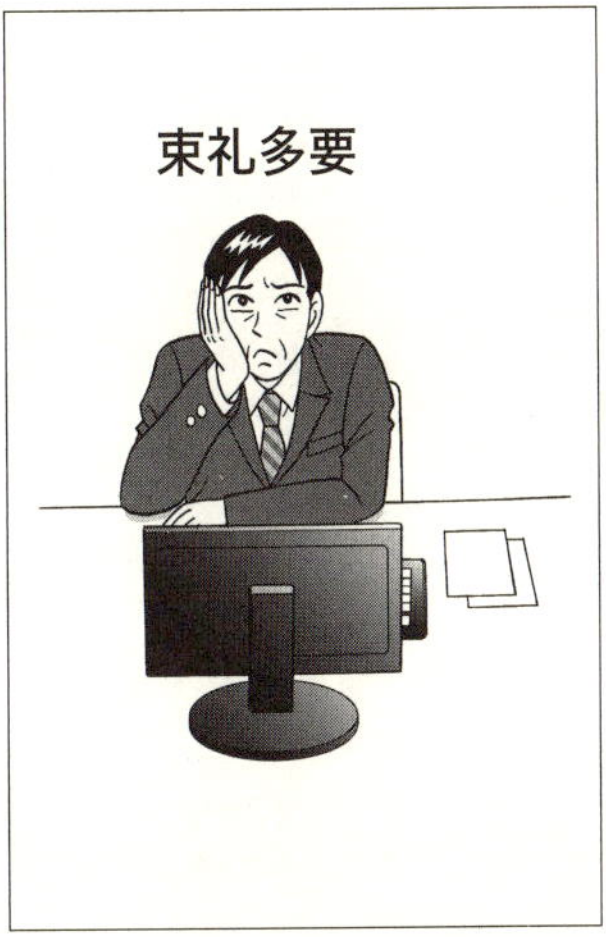

具太利商事第二営業課長 束礼多要《つかれたよう》45歳。

厳しい上司とできない後輩、押しの強い取引先に翻弄《ほんろう》されながらも、管理職として、重要な決断を次々と迫られる毎日。足で稼ぐ営業の最前線から課長に抜擢されてからは、社内での作業量も増え、苦手なエクセルやパワーポイントでの書類作成業務とも日々格闘中。妻と16歳の娘、14歳の息子の4人家族。楽しみは、ビール片手にスポーツ観戦。

【東礼多課長の、ある月曜日】

週明け、朝一の定例営業会議。

休み明けなのに、全身から疲労感を漂わせ、冴えない表情の東礼多課長。所属する営業二課の先月の数字が発表されると、ついつい背中が丸まってしまいます。今月こそなんとかしろと、両肩に感じるずっしり重いプレッシャー。そうこうしているうちに、毎回恒例、部長の長いお説教がスタート。これはしばらく終わらないな、とほかの課のメンバーも無表情を決め込みます。

この話聞くの何度目かなあ、とぼんやり思いながら、皆が部長の話に耳を傾けている間。新規受注の増加を目指して、疲れたとばかりも言っていられないなと、東礼多課長は、椅子に座ったままでこっそりできるストレッチを始めました。

部長にばれずに、椅子に座ってできるストレッチ

デスクの下で、もも裏伸ばし

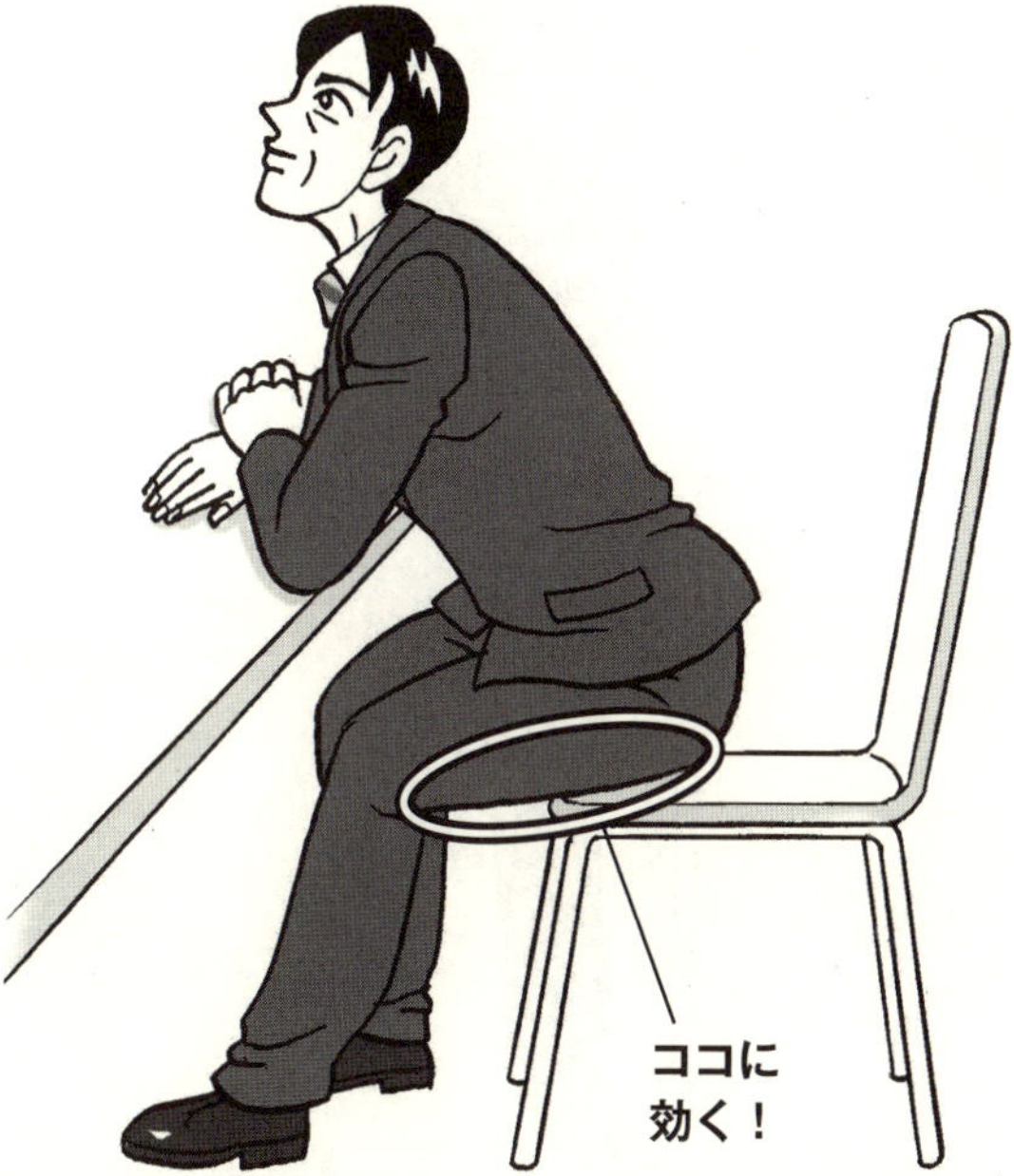

① 猫背にならないように胸を張り、腰を伸ばした状態で椅子に座る
② 片方の足を少し前に出す
③ 胸を張り腰が伸びた状態のまま、上体を前方にゆっくり倒す
④ 数秒間呼吸しながらキープしたら、足を戻して反対側も

書類を見ながら、体幹ひねり

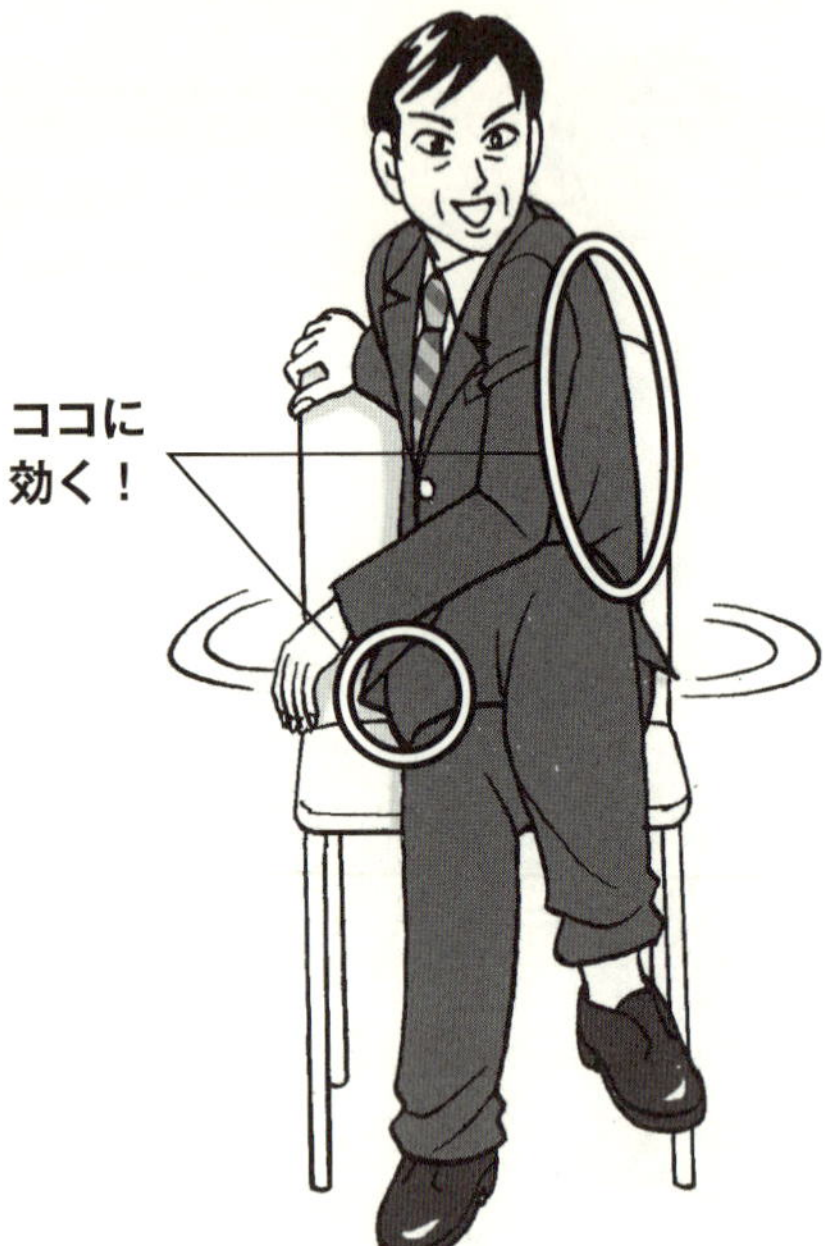

① 足を組み、上になった方の膝の外側に、反対側のひじをつける
② ひじで膝を押しながら、体幹をひねる
③ 数秒間、ゆっくり呼吸しながらキープする
④ ゆっくり体幹を戻して反対側も
※ 顔は前向きで書類を見ながら、あいている手で椅子の背もたれをつかむのも良い

ちょっとひと息、首・肩すっきり

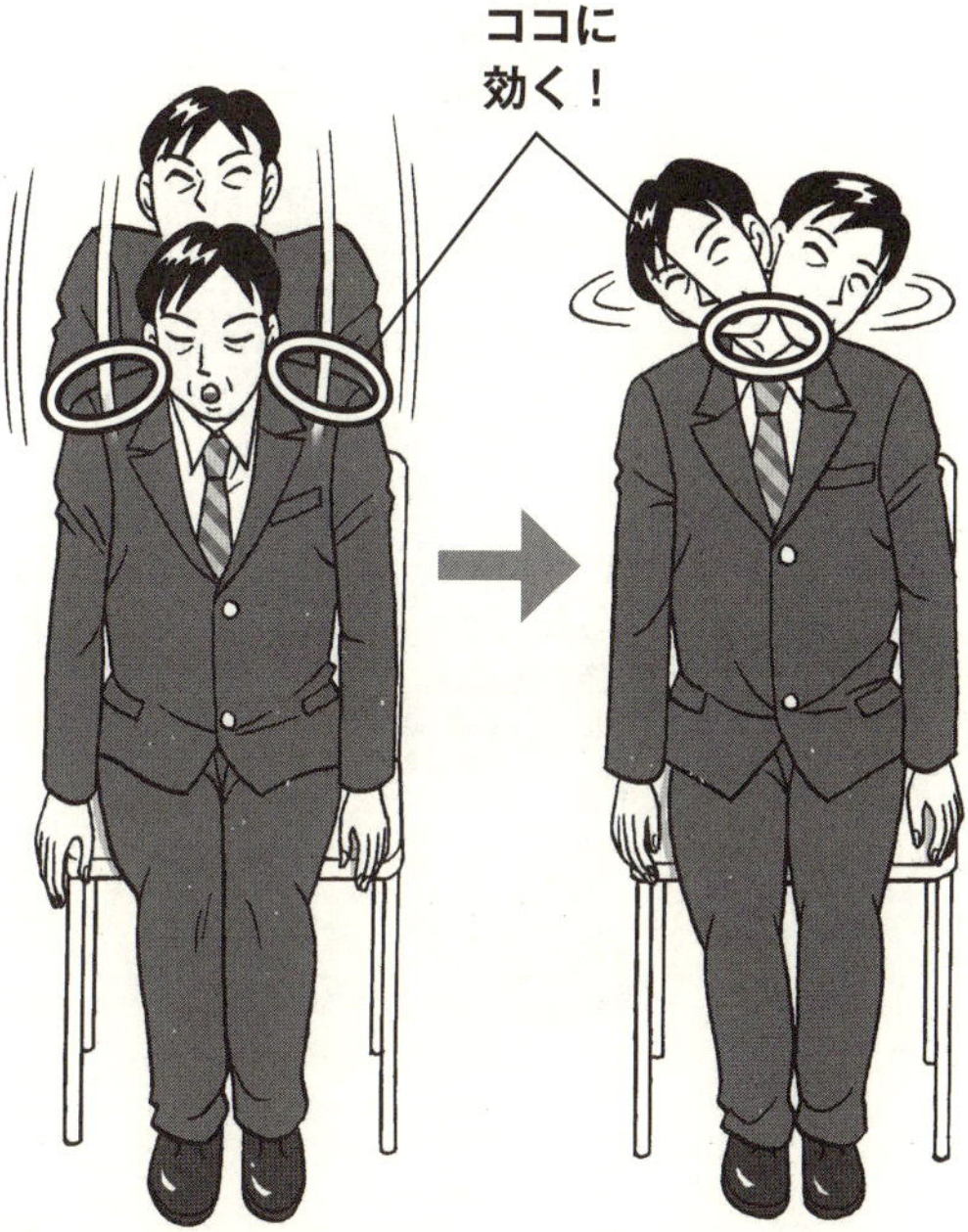

① 肩を上方へすぼめる
② 息を止めて6秒間キープしたら、一気に吐きながら肩の力を抜いて落とす
③ 呼吸しながら、首を左右にゆっくり倒す

会議の締めは、背面伸ばし

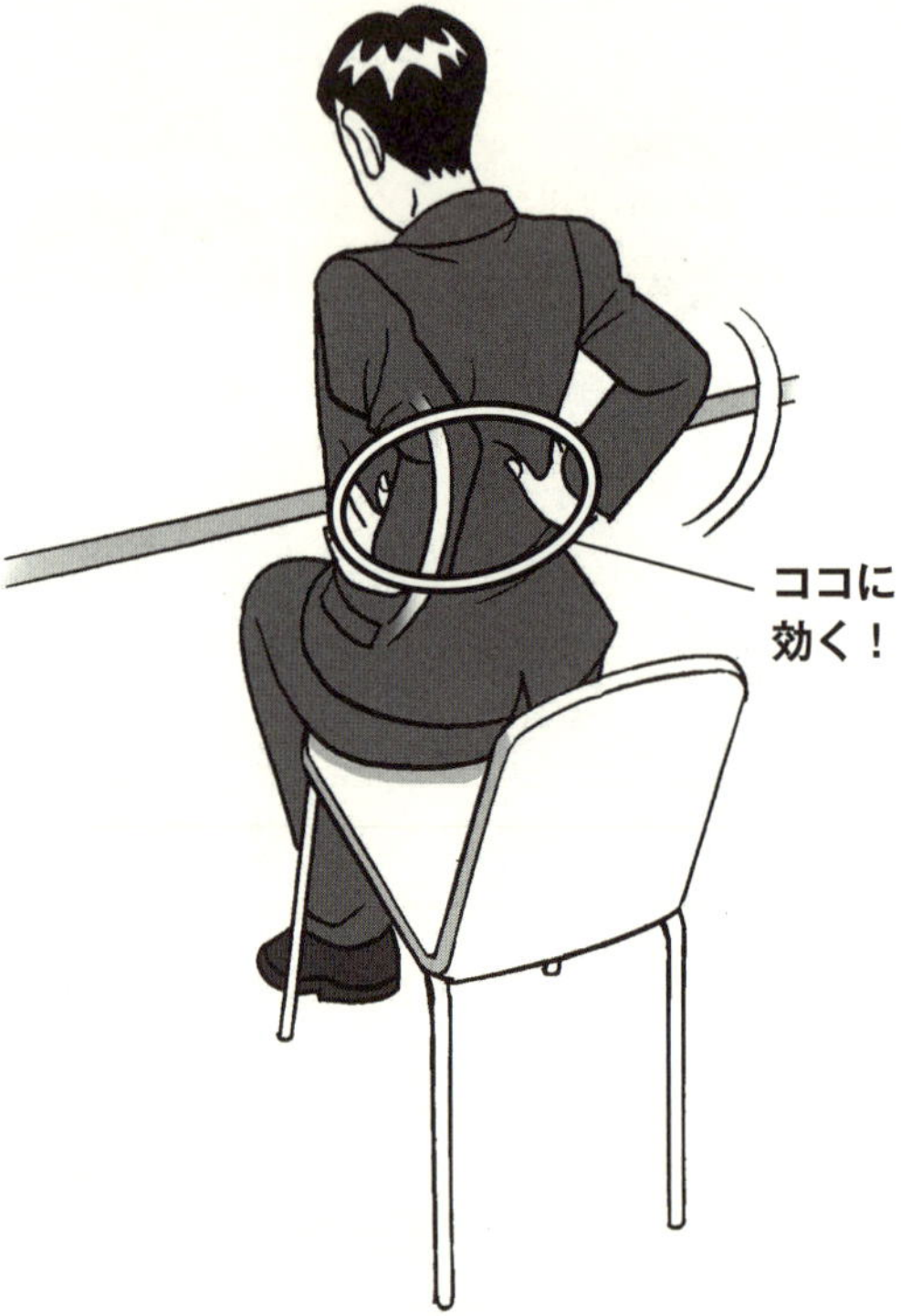

① 腰のできるだけ上の方に手をあてる
② 呼吸しながら、背中を手で押して反らせていく
③ さらにひじを内側に締めて、肩甲骨を寄せる
④ 呼吸しながら、数秒間キープする
⑤ ゆっくりとひじをゆるめ、元の姿勢に戻る

デスクに着いたまま小物を使って、できるストレッチ

耳をつまんで、体側伸ばし

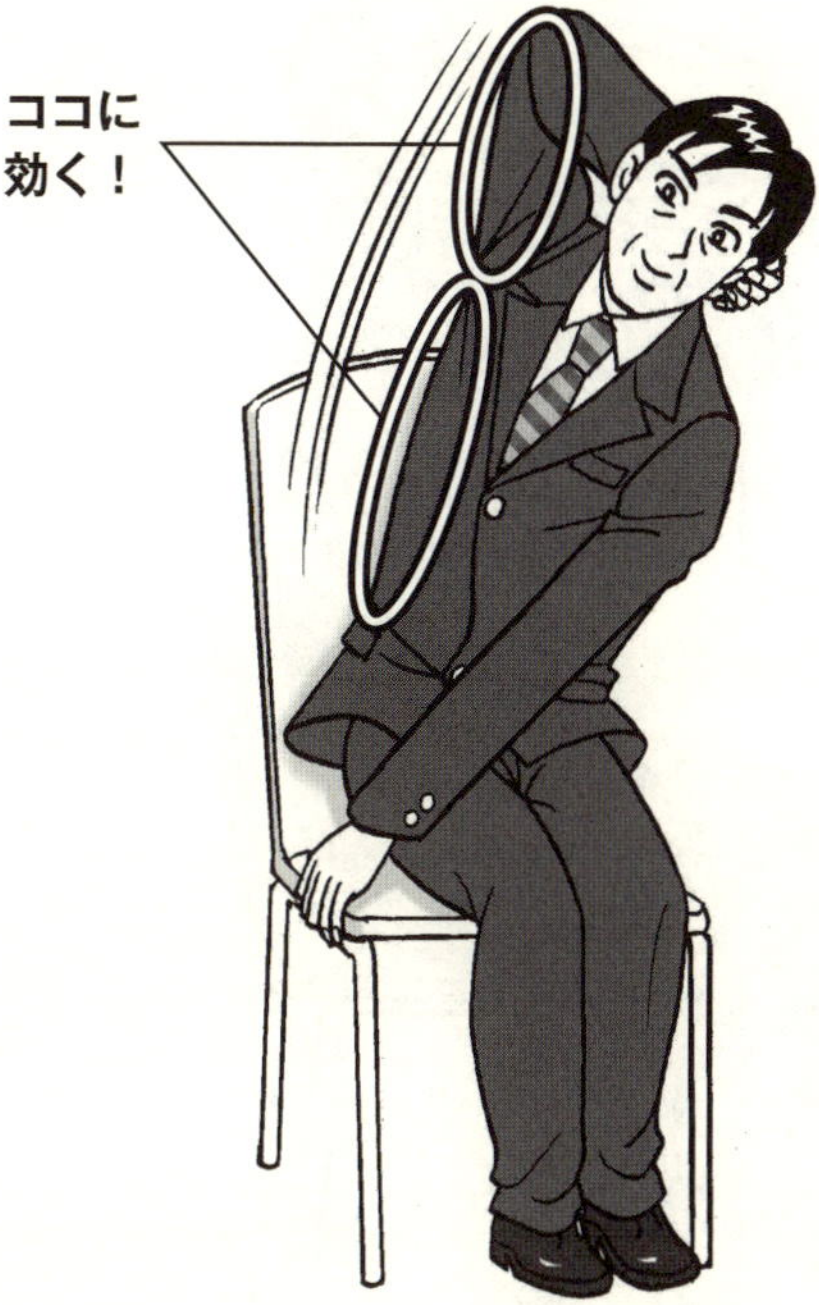

① 顔は前を向いて座り、片手で反対側の椅子の座面をつかむ
② もう片方の手で、頭の後ろから反対側の耳をつまむ
③ 呼吸しながら、つまんだ耳の方向へゆっくり体を倒していく
④ 数秒間キープしたら、ゆっくり体を戻して反対側も

タオルでぐーっと、首伸ばし

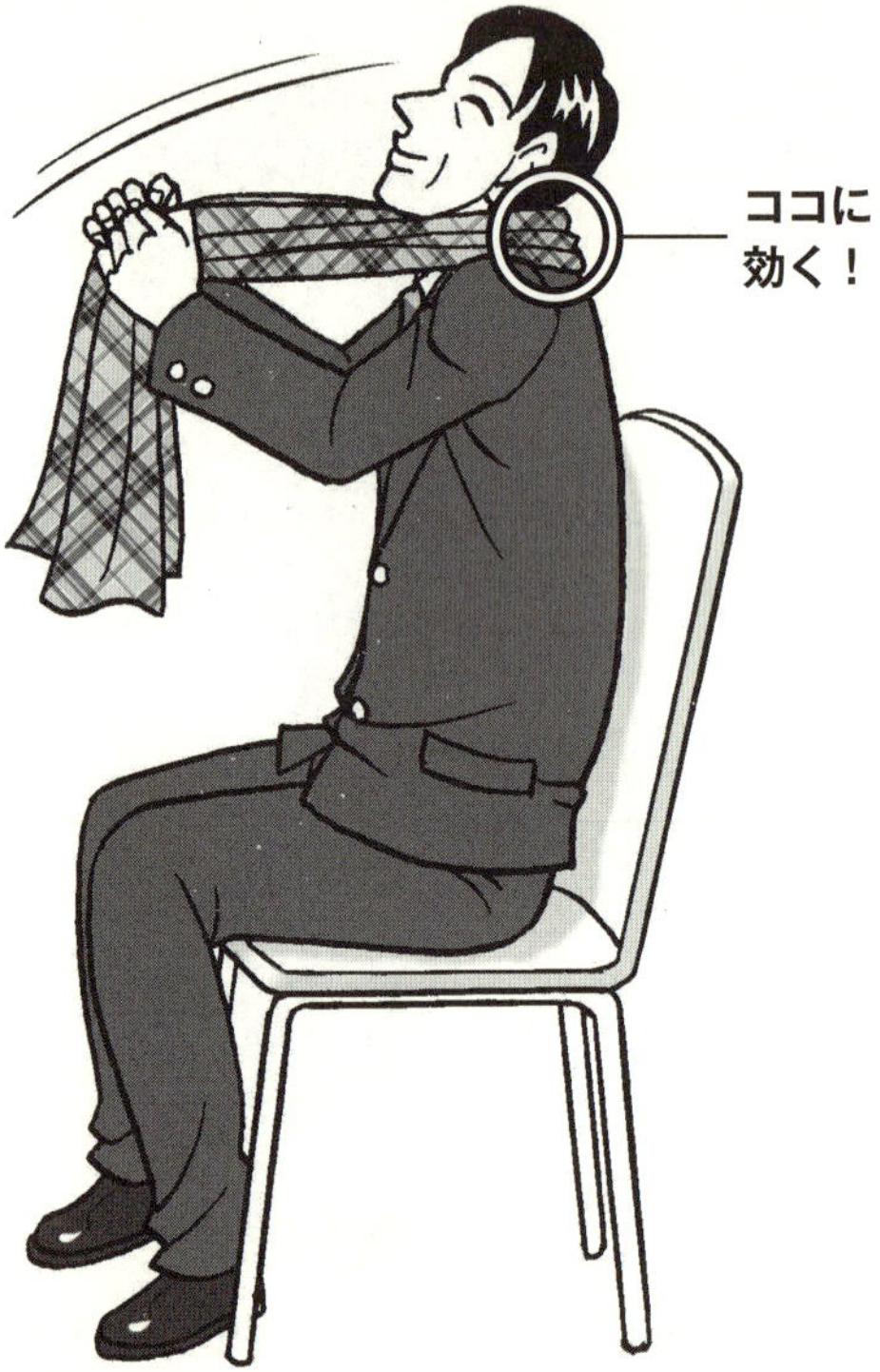

① 背筋を伸ばして座り、タオルを首の後ろにあてる
② 両手でタオルの端を持ち、前にひっぱる
③ 呼吸しながら、あごを上げ、頭を後ろに倒していく
④ ゆっくりと正面に戻る

椅子に座って行うストレッチのメリット

椅子に座ってストレッチなんてやりにくく、本当に効果があるのかと思われがちですが、実は、椅子をうまく使えば、ストレッチをより効果的に行うことができるのです。

ストレッチには、伸ばす筋肉の両端を同時にひっぱっていく方法と、片方を固定して反対側の筋肉を伸ばす方法の2種類があります。後者の場合、椅子は、片方を固定するための補助ツールとして、身近にある、非常に有効なアイテムです。

会議やミーティングでは重要な決定が下される場面も多く、長時間にわたることが多いですよね。その間、立ったり歩いたりできないのもつらいところ。しかし、逆に考えると、このまとまった時間を有効利用しない手はありません。

長時間椅子に座っていると、筋肉のポンプ作用が低下し、全身の血流も悪くなります。そうすると、脳に供給される酸素量も低下し、集中力が続かなくなります。これでは、意思決定の重要な場面である会議の意味をなしません。
また、書類に目を通す場面も多く、うつむき加減になることも多くなります。背中は猫背になり、肩はすぼまり、肺も圧迫されます。呼吸が浅くなることで、やはり全身に十分に酸素が行き渡らなくなり、意思決定を妨げる原因になります。
長時間の会議中こそ、座ったままでもできるストレッチで、血流を改善し、しっかりと呼吸ができるようにしたいものです。

また、一週間の始まりである月曜日は、心身ともに、休日モードから仕事モードにスイッチが入るまで少し時間がかかります。まず、大きな筋肉をストレッチすることで全身を動かし、体から目覚めさせましょう。

上半身は、特に体幹をひねり、全体にアプローチしていきます。下半身では、いちばん大きな筋肉群である太ももの裏側の筋肉を、十分動かしていきましょう。それにより、全身の筋肉にダイナミックに血液を流していくことができるようになります。

太ももの裏を伸ばすときに大切なのは、膝を完全に伸ばさないこと。また、腰や背中を丸めずに、軽く胸を張って行うことです。太ももの裏は、ふだん伸ばすことが少なく、また大きな筋肉のため、伸ばしていくときに慣れない感覚があるかもしれません。ご自身の体の声に十分に耳を傾けながら、あくまでもゆっくり、痛まない程度に伸ばすようにしてください。

体の大きな筋肉をストレッチしたら、首と肩の筋肉に、パーツごとにアプローチしていきましょう。

まずは肩をすぼめることですが、ストレッチでは、伸ばすのと同じように縮めることが重要とお伝えしましたね。最大緊張の後に最大弛緩が訪れる、という筋肉の反応を利用するのです。

いったんぐっと縮めてから力を抜いて伸ばすことで、「しっかり脱力する」という感覚がどういうことかが、つかめるようになります。そうすると、思っていた以上に日頃筋肉が緊張していることが、自覚できるようになります。

また、筋肉が伸びるという感覚がわかると、伸ばしたいと思うところに意識を向けられるようにもなります。


その後、左右の首の筋肉をゆっくり伸ばしていきます。

首には太い血管があり、首の筋肉が硬く縮まっていると、血管を圧迫し、脳へ十分な血液を届けることができなくなります。まずは肩の大きな筋肉をしっかりゆるめ、次に首の左右の筋肉を伸ばすと、効率良く脳の血流を向上させることができるようになります。

最後に、猫背の姿勢でこり固まった胸部、背中、腰の筋肉にアプローチしていきましょう。会議中はあまり大きなアクションができませんが、肺に空気を多く取り入れて脳に酸素を送るために、また姿勢を良くして血流をスムーズにするために、しっかりこっそり（笑）、行いましょう。

腰と背中のちょうど中間あたりを自分の親指で押すことで、自然と後方にひじを引くことができ、肩関節を柔軟にするのにも役立ちます。胸をしっかり張ることで、肩甲骨を引き寄せることもできるため、このストレッチだけでかなり姿勢は良くなります。

ちょっとした動きですが、ふだん運動をしていない方などは、親指で背中、腰付近に触れることも難しいかもしれません。決して無理をせずに、行ってくださ い。できる範囲で続けることで、いつの間にか、ラクに手が届くようになります。

小物を使ったストレッチのメリット

小物を使ったストレッチは、さまざまなものを補助として使えるため、そのバリエーションも広がります。ここでは、デスクで行いやすいタオルやマフラーを使ったものと、会議中よりも大きくアクションしやすい椅子でのストレッチをご紹介しています。フォーカスしたいのは、首の前後と体の側面です。ここを伸ばすことで、脳への血流はさらに良くなります。

日常では、自分の目線より上を向くことはあまり多くなく、ましてや完全に真上を向くことは、本当にまれです。また、上を向いてくださいと言われても、首筋がこわばっていて、目線ばかり上を向くだけで、自力ではしっかり顔全体を上に向けられないこともあります。

ですが、マフラーやタオルを使うことで首の動きを意識し、しっかりと上を向いて首の筋肉を伸ばし、血流を良くすることができるようになります。また、首の前の筋肉や皮膚もしっかりとストレッチされ、同時に首の後ろもしっかり縮めることで、今まで過度に伸ばされていた部分の緊張も緩和されます。

次に、体側の筋肉群です。前述のように、椅子をつかんで固定することで、自分の体重を有効活用することができます。そしてふだんの生活で伸ばすことの少ない、わきから腕までの筋肉も一緒に伸ばし、より効果的に猫背を改善できます。その結果、大きく胸を開いて深く呼吸することができ、酸素もより多く取り入れられます。

また、腕が上がらないという場合、原因はさまざまですが、わき周辺の筋肉群が硬くなっていることもあります。ここを伸ばすことで、肩関節のこわばりも予防できるようになります。

【コラム】いつものオフィス、だからこそストレッチ！

多忙なビジネスパーソンの皆さんに朗報なのは「オフィスこそストレッチをするのにうってつけ」ということです。

毎日同じ時間に、同じルートで通勤し、同じデスクに座る。と言うと、変わり映えのない日常と思ってしまいがちですが、上質なルーティンこそ高い成果を上げるのをご存知でしょうか。イチロー選手は、毎回同じ動作を経てバッターボックスに入ることが知られていますね。オフィスでもあえて毎日同じ動作をすることで、心身の状態を整え、実力を発揮する準備ができると言えます。

そこで、ストレッチを毎日のルーティンに取り入れてみましょう。ストレッチならより心身にポジティブに働きかけます。続けると、小さな体の変化にも敏感になり、不調の早期発見にもつながります。

【東礼多課長の、ある火曜日】

得意先のゴリオシフーズより、クレームの電話が。

取り急ぎ、お詫びのフルーツ盛りを携えて息も絶え絶えに駆けつけると、腕組みでふんぞり返った先方の部長が「キミんとこの担当クン、彼ダメだね！　お話にならないから選手交代してよ、選手交代！」と、いきなりまさかの担当代えオーダー。対応改善案や謝罪を繰り返すも、とりつく島もなく、担当を代えないと取引自体を考え直すの一点張り。

なんとか、いったん社に持ち帰って対応を検討することにしたものの、社への報告、本人へのヒアリングが待っています。課長自身の管理責任も問われるはず。帰社途中、じっと足元を見つめていた東礼多課長。しかし、なにやらもぞもぞ動いていますよ。

移動中、電車に揺られながらできるストレッチ

「あれ着いたかな」と首・体幹ひねり

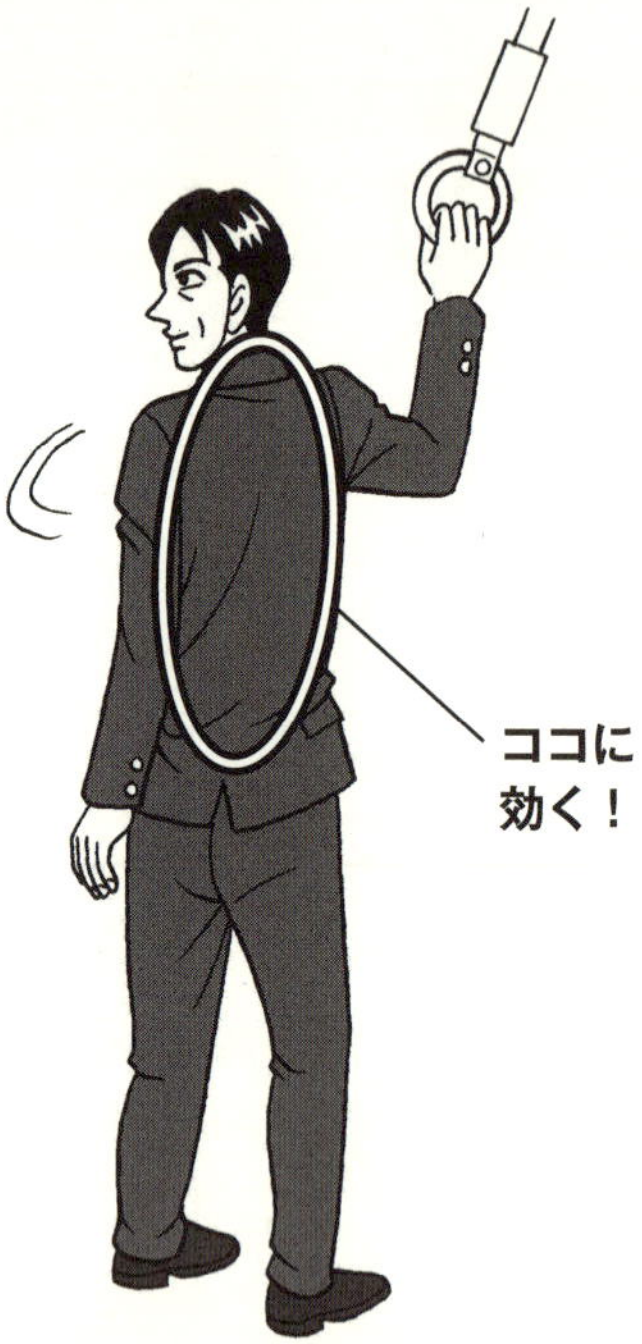

① 吊り革をつかみながら、足を肩幅に開いて立つ
② 胸を張り、背筋を伸ばし、足は地面を踏みしめて固定させる
③ 呼吸しながら、吊り革を持つ手と反対側に、顔と上半身だけをひねる
④ ゆっくりと正面に戻り、反対側も

寝てるふりして、肩・肩甲骨伸ばし

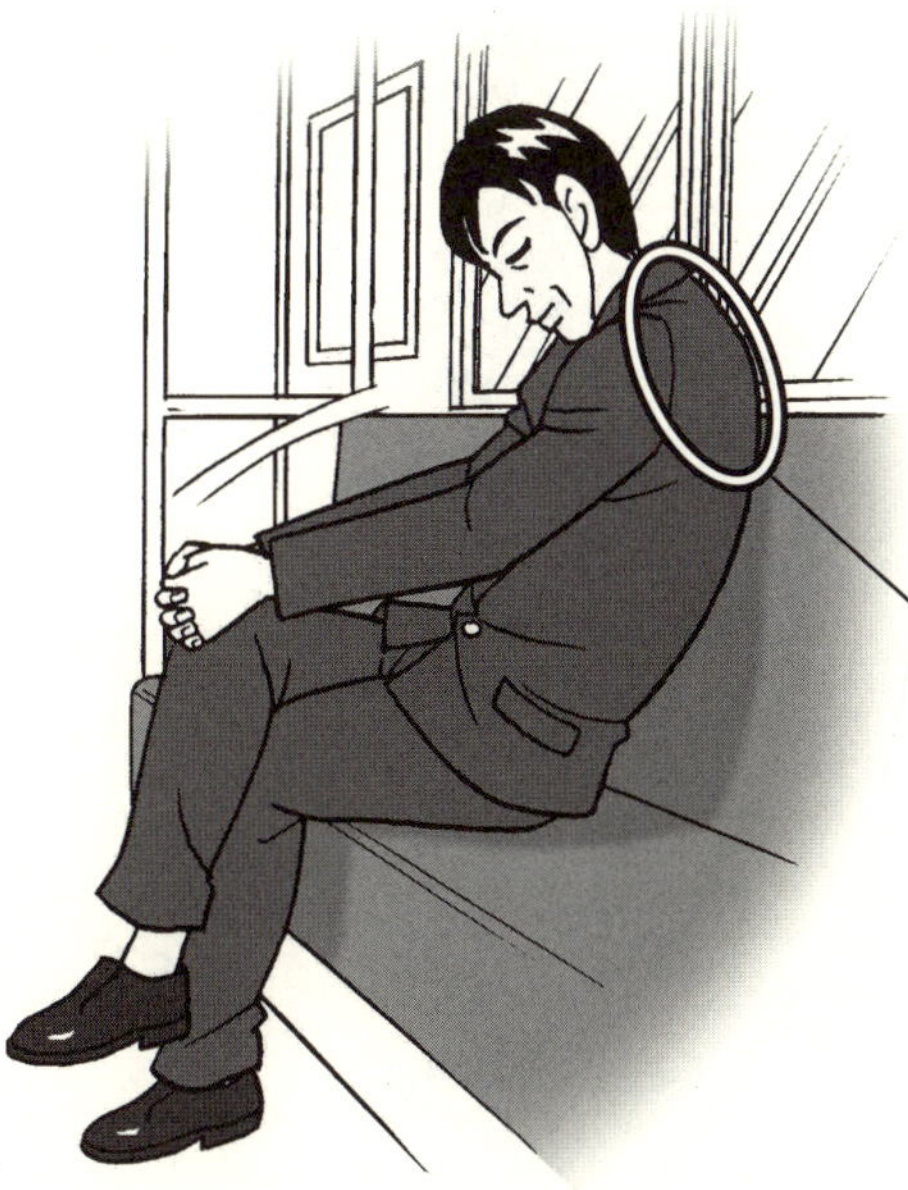

① 座席に浅く座り、足を組む
② 両手を組んで、上になった足の膝を持つ
③ 息を吐きながら、手で膝を手前に引きつつ、おへそをのぞき込むように首と背中を丸める
④ 呼吸しながら、数秒間キープする
⑤ ゆっくりと頭を上げ、元の姿勢に戻る

エスカレーターに乗りながらできるストレッチ

Shall we 段差？でふくらはぎ伸ばし
（上りで、前後に人がいないとき）

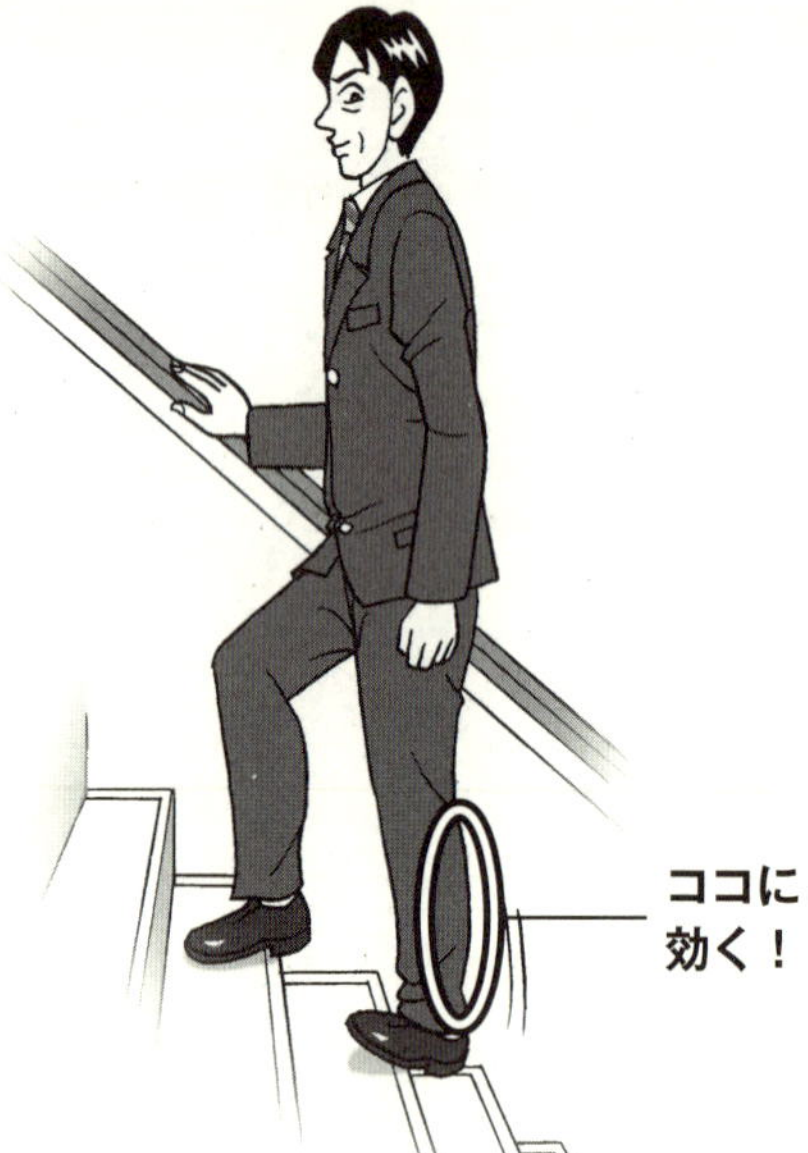

① 片足をひとつ上の段に乗せる
② 前方の足に重心を移動し、後方の足の土踏まずを段のふちにひっかける
③ 滑り落ちないよう注意しながら、かかとをゆっくり落とす
④ かかとを戻し、前の足を戻して、反対側も
※ 手すりをしっかり持ちながら、後ろに落ちないよう十分注意して

つらいときでもヤセ我慢、腹筋・横隔膜強化（上りでも下りでも）

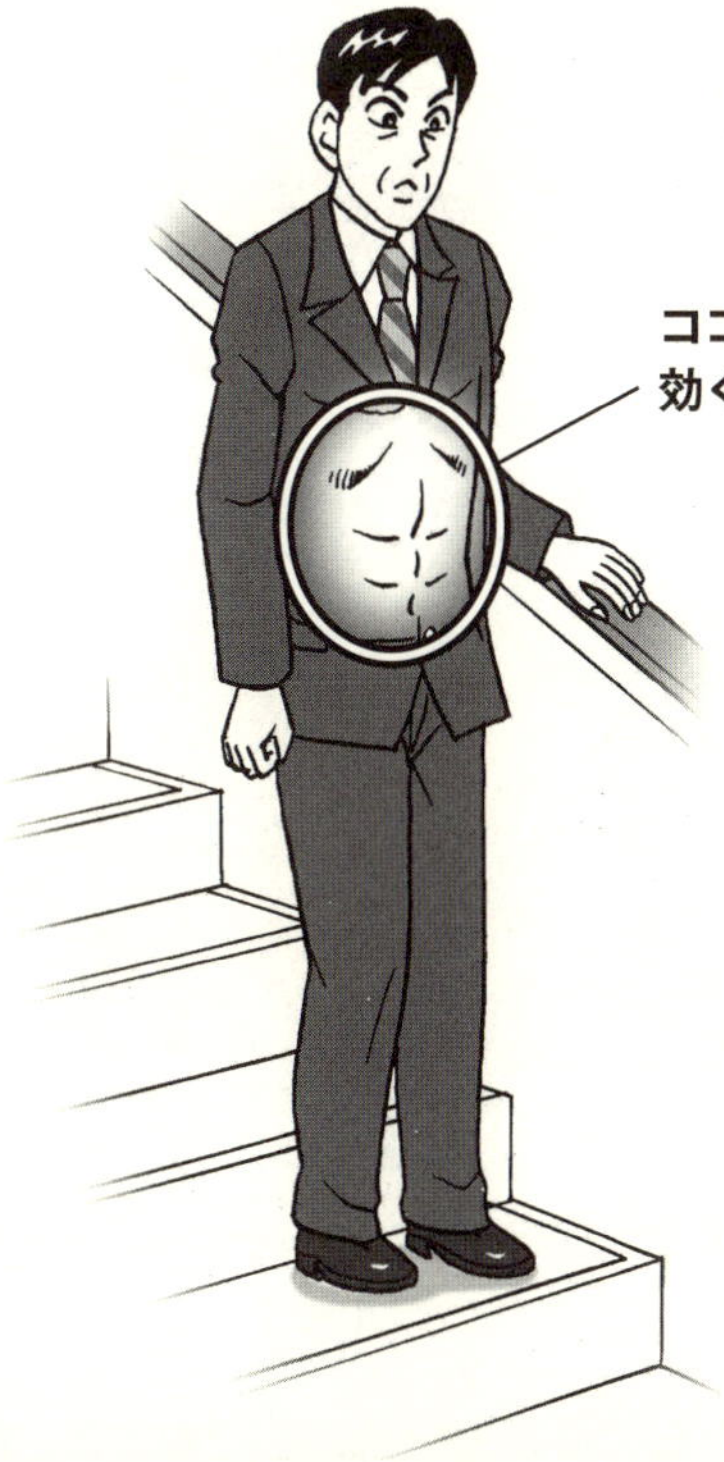

① 胸を張り、背筋を伸ばして立つ
② 姿勢を保ったまま、お腹をできるかぎりひっこめる
③ 呼吸したまま、ひっこめたお腹を、エスカレーターを降りるまでキープ

電車のなかでのストレッチのメリット

立っていても座っていても、一カ所に長時間とどまることの多い電車内。ここでの時間も、有効活用するべき貴重なストレッチタイムです。

ただし、満員電車では身動きすら取れないこともあります。そのような路線では、ストレッチ自体がほかの乗客の迷惑になりますので、やはりやめておいた方が無難です。そんなときは、駅に到着して乗客が乗り降りし、車内が空いたタイミングで行うのが良いでしょう。くれぐれも邪魔にならないように。

電車で活用できるものに、吊り革があります。

吊り革をつかんで反対側に体をひねり、同時に首も同じ方向を向くことで、吊り革をつかんでいる側の胸から肩にかけての筋肉がストレッチされます。

また、足は肩幅で固定しているので、上半身のひねりによって体幹がストレッチされます。胸を開く動作は、片方ずつの方がより意識的にストレッチできます。無理をせず、気持ち良く伸ばしていきましょう。

座っているときは、電車の椅子で背中の筋肉群のストレッチをしましょう。通常、肩甲骨周辺の筋肉を伸ばすためには、腕をめいっぱい伸ばさないといけませんが、電車の椅子を使ってなら、座ったままそれができるのです。寝たふりをしながらできますし、疲れていたらそのまま寝てもよし。駅に着くまでの時間を、ストレッチにあててみましょう。

肩甲骨の間は、ふだんはあまり伸ばさない場所で、放っておくと肩甲骨を引き寄せる筋肉は固まってきます。その筋肉群を伸ばすことで、前後の体の動きはさらに良くなり、呼吸も深くできるようになります。

エスカレーターでのストレッチのメリット

エスカレーターに乗っている間も、ストレッチをするには絶好のチャンスです！　到着まで一定の時間があるので、この時間を有効に使っていきましょう。

外回りや営業の際は、一日中歩き通しになることも多いと思います。長時間歩くときに、実はネックになっているのは革靴なのです。革靴は運動靴より硬いので、足底の筋肉が使われず、そのぶん、ふくらはぎを過剰に酷使する傾向があります。この状態が続くと、ふくらはぎが硬くなり、血液の流れが悪くなります。そうなると、夜中、ふとんのなかでいきなり足がつって悶絶することも。

そうならないためにも、エスカレーターに乗っている時間も使って、しっかりと筋肉を伸ばし、歩き過ぎで酷使したふくらはぎの柔軟性を取り戻しましょう。

エスカレーターに乗っている時間を有効に使うために、もうひとつご紹介しているのが、お腹周辺の筋肉群のストレッチです。

トレーニング業界では「ドローイング」と呼ばれる方法です。やり方は簡単、ただ限界までお腹をひっこめればいいだけです。

「こんなの簡単じゃん！」と思いますよね。しかしこれがなかなか……。一瞬なら誰にでもできますし、あまり効果はありませんが、これをエスカレーターに乗っている間、ずっと行ってください。限界までお腹をひっこめておく間、息は止めずに、ふつうに呼吸をし続けます。そして、背筋を伸ばして、周囲から、まさか今お腹をひっこめているなんて思われないように、淡々と（！）行います。

やってみていただくと、これが思いのほか苦しいことがおわかりになると思います。この、お腹をひっこめながら姿勢を正すという動作により、腹筋と背筋がバランス良く刺激され、姿勢そのものを保持する筋肉が強化されます。と同時に、横隔膜をぐっと引き上げることで、柔軟性が増し、深く呼吸をすることができるようになります。その結果、姿勢維持と深呼吸によるストレスの緩和をもたらしてくれます。メタボにも効果的ですよ。

【コラム】まずは「ストレスはたまるもの」と心得る

余裕がない、笑えない、目覚めが悪い、寝つきが悪い……。ストレスがたまってくると、心と体にさまざまな変化が生じます。体はりきみがちで、ゆるんでリラックスすることが難しくなります。表情も乏しくなり、心から笑うことも少なくなります。神経が過敏になっているので、睡眠の質も悪くなり、朝は疲れが抜けず、どんよりした気分で会社へ……。

そうした変化は、病気とまではいかず、本人にも自覚がないことが多いものです。しかし仕事のトラブルと同様、ストレスによる影響は「まだ大丈夫」と放っておくと、解消するのがどんどん大変になっていきます。

だからこそ「ストレスは誰でもあるもの、たまるもの」と自覚し、こまめにケアすることが大切です。体を動かしたり、思いっきり笑顔になったり、カラオケで大きな声で歌ったりと、心身を解放する瞬間を日常のなかで確保するようにしてみてください。

【東礼多課長の、ある水曜日】

2日後の競合プレゼンに必要な資料に、まさかのミスが発覚。関係部署と連携して順調に準備を進めてきたのに、その成否を分ける大事な数字が間違っています。しかし資料を作成した部下は「えー、ちがうんすか。やっべー、すいません」と事の重大さをわかっていない様子。胸ぐらをつかんで怒鳴りつけたい衝動をかろうじて抑えつつ、仕事の遅い彼にやり直させる時間もないので、課長自ら修正作業にとりかかります。

エクセルやパワーポイントでの慣れない作業に目をしょぼしょぼさせながらどうにか資料を仕上げ、関係部署にメールして、時計を見ると、なんとか終電には間に合いそう。パソコンをオフにし、背広を羽織ろうとして、東礼多課長、もうちょっとやることがあるのを思い出しました。

イラッとしたら、座ったままできるストレッチ

頭かかえてあご上げて、首ほぐし

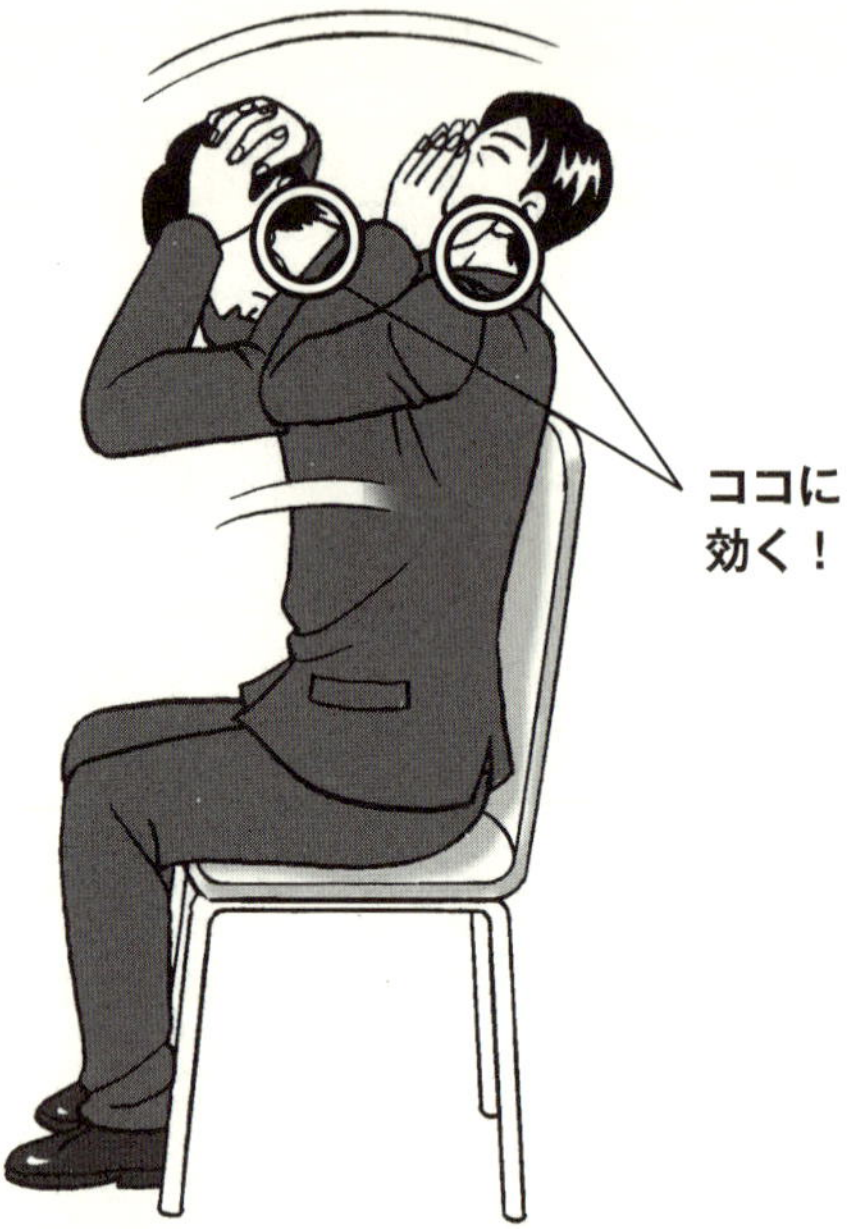

① 背筋を伸ばして椅子に座り、頭の後ろで手を組む
② ゆっくりと頭を前に倒していく（呼吸しながら数秒間キープ）
③ ゆっくりと正面に戻る
④ 手のひらであごと頬を包むように持つ
⑤ ゆっくりとひじを上げ、頭を後ろに倒していく
⑥ 呼吸しながら数秒間キープして、ゆっくりと正面に戻る

ぐるぐる回して、肩ほぐし

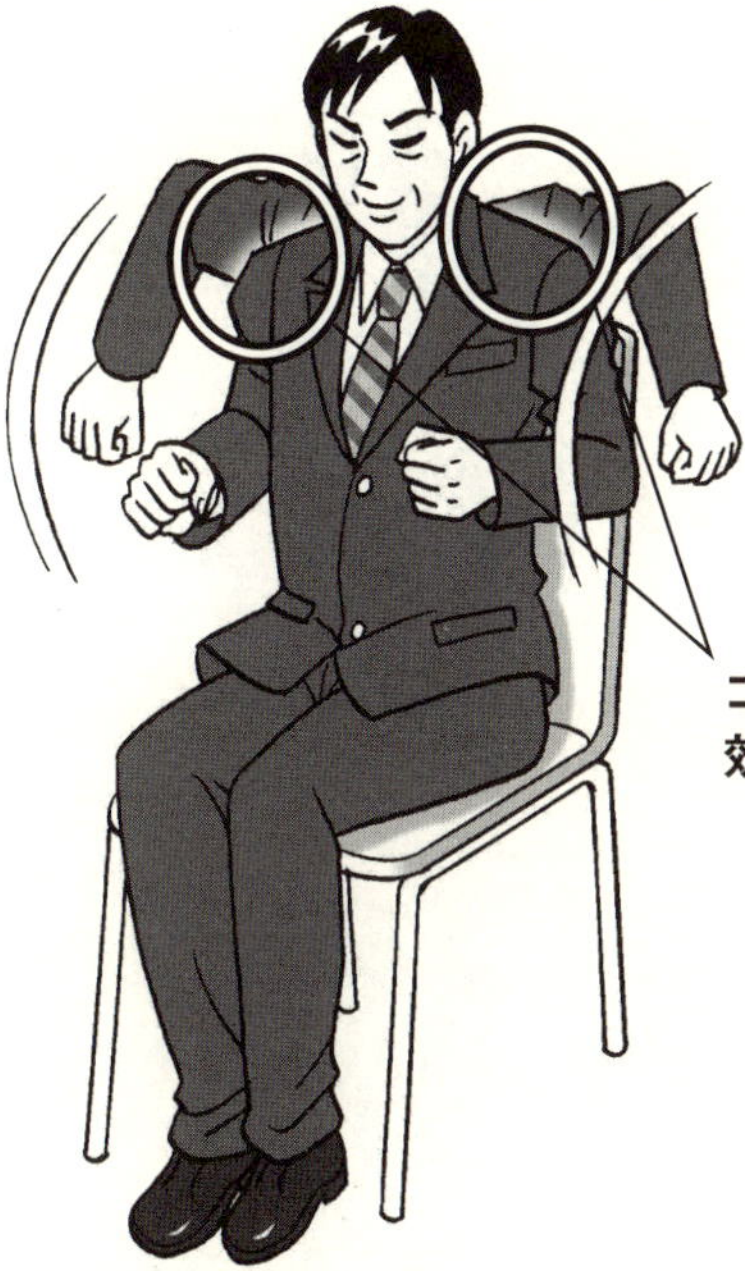

① 背筋を伸ばして椅子に座り、両腕をダランと力を抜いて体の横に落とす
② 肩甲骨を動かすことを意識しながら、肩全体を後ろに回す
③ 呼吸しながら数回回したら、同様に前にも数回回す

イラッとしたら、席を立って行うストレッチ

ヨイショと上げて、上半身伸ばし

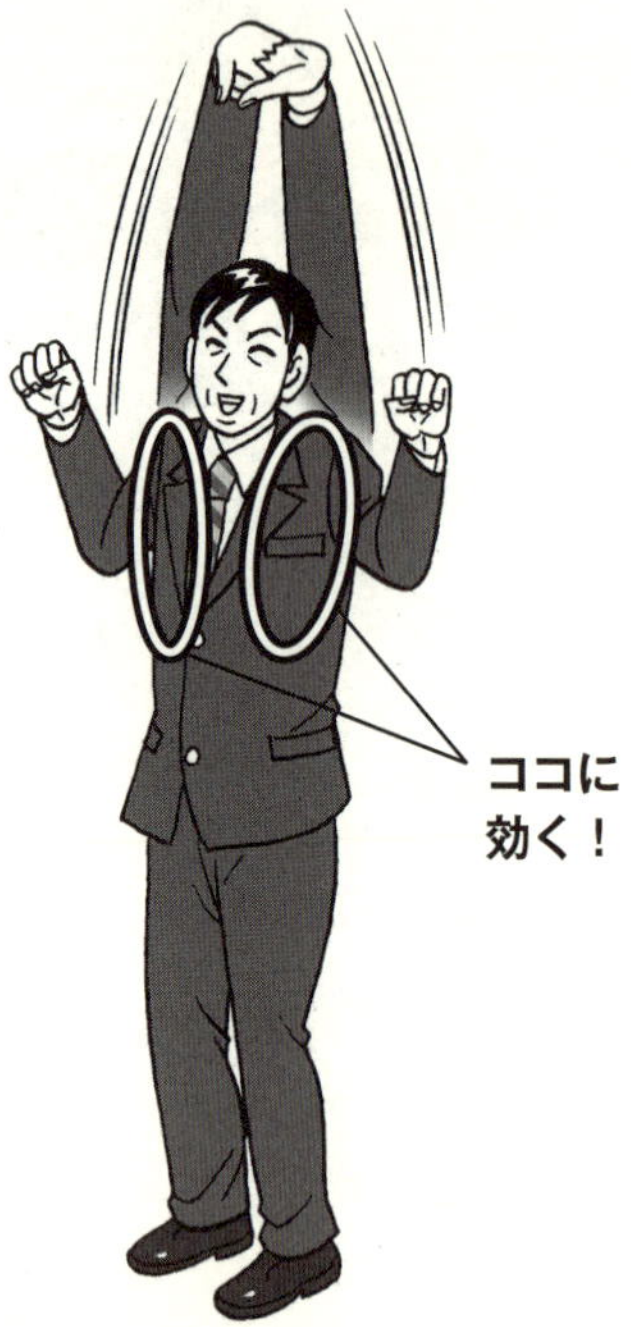

① 足を肩幅に開いて立ち、頭の上で手を組む
② 手のひらを上向きに返して、呼吸しながら腕を上にぐーっと伸ばす
③ 伸ばしきったら手を離し、ひじを曲げ、体のななめ後ろに引くように下げる
④ 2〜3回繰り返す

トラブルごっちゃんです！　下半身伸ばし（四股踏み）

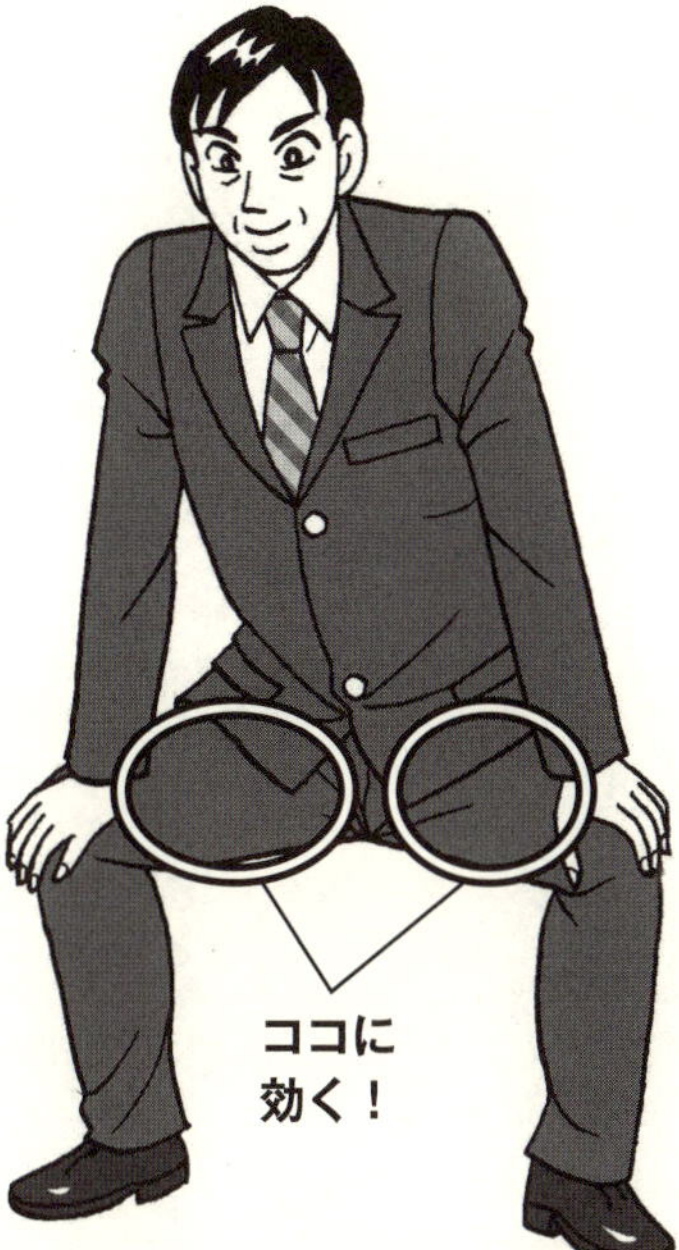

① 足を大きく開き、つま先を外側に向けて立つ
② 膝の上に手を乗せ、腰を伸ばしたままゆっくり落とし、膝が外向きに直角に開くように曲げていく
③ 胸を開き、呼吸しながら数秒キープ
※ 膝は必ず外向きになるよう、手で膝を軽く押すような感覚で曲げていくと良い
④ ゆっくりと膝を伸ばし、元の姿勢に戻る

イラッとしたときのストレッチのメリット

イライラの原因は、ほんとうに突然、外部からやってきますね。そんなときは、とにかくいったん首を大きくまわしてストレスの対象から意識を外し、自分自身の状態に向けることが必要です。こうすることで「いまイライラしているな」と自覚することができ、感情にまかせた反応ではなく、落ち着いてから冷静に対応する態勢に入ることができます。

イライラ状態を自覚したら、まずは、深い呼吸のための気道の確保です。イライラにより固まった体幹の筋肉を、一度縮めていきましょう。息を吐きながら、頭を前に倒すと同時に体も曲げていきます。そうすることでいったん呼吸を吐き切り、そのあと息をたっぷり吸い込むことができます。

ストレスがたまると呼吸が浅くなるとお伝えしましたが、息を深く吸えないということは、イコール吐けない状態でもあるのです。

そして次に、手であごを支えながら顔を上に向けることで、首の前の筋肉の伸びを意識しやすくなり、深く息を吸うための気道を確保できます。


また、イライラは、筋肉を無意識に硬くさせます。上半身の筋肉の硬さは、脳に向かう血液の流れと呼吸の浅さに直接関係するので、しっかりと柔軟にしておく必要があります。動かしながら（ダイナミック・ストレッチ）、上半身の緊張を全体的に緩和していくのが良いでしょう。

このとき重要なのは、肩関節の動きだけではなく、肩甲骨から大きく動かす意識です。肩甲骨は、ふだんあまり意識する部分ではありませんが、ここに意識を向けることができれば、肩もダイナミックに動かせます。また、イライラの対象に向けられていた意識も、自分自身の状態へとシフトすることができます。動かすときは、肩だけではなく肩甲骨から、意識してみましょう！

さあ、首肩の緊張がほぐれてきたところで立ち上がって、よりダイナミックに動きましょう。

両手を組み、手のひらを天井に向けて、思いっきり伸びをしましょう。上半身だけでよいので「天まで届け」とばかりに伸びてみましょう！　そのまま、ひじをなめ後方に下げていきます。

このとき、肩甲骨を引き寄せることで、胸が張ることを感じてください。この動きは、肩甲骨をスライドするように動かし、広背筋やわきの周辺筋群をストレッチします。そうすることで、呼吸に関係する筋肉を柔軟に保つことができます。呼吸は止めずに続けたまま、めいっぱい伸びをして、気持ちを切り替えましょう！

さて、日常生活で最もしないであろう動きの第1位は、おそらく開脚です。基本的にいつも足は閉じていて、股関節を開く日常動作といえば、あぐらくらいでしょうか。多くの方が、太ももの内側の柔軟性が低下していて、90度くらいしか開脚できない方もいます。

太ももの筋肉は体のなかでも大きな筋肉群が多いので、ここをしっかりストレッチすることで、血流の促進がおおいに期待できます。また股関節は骨盤と大腿骨が接している関節なので、股関節を柔軟にしておくことは、体のバランスを保つためにもとても重要なのです。

ここでは、相撲の四股の動作を応用しましょう。四股は、力士にとっては邪気を追い払うための儀式的な所作であるとともに、足腰を鍛える大切な基本動作でもあります。足を上げて地面を踏む動作まではしませんが、しっかりと体重が骨盤や股関節にかかるようにして、体の土台となる下半身を十分にストレッチしてください。そのとき、自分の体重や重心が、しっかり下に沈み込んでいることを確認してください。

下半身の血流促進は、冷え症などの緩和にも役立ちます。冷えは万病の元。四股で、健康な体を手に入れ、仕事でも白星、金星を狙いましょう！

【コラム】「イラッ！」がやって来たら、はじめにすべきこと

外的刺激に不快を感じると、人は反射的にイラッとします。その不快感が解消されないと、心のなかで消化不良を起こしイライラは続きます。イラッと来たら、まずその原因から離れてください。

といっても、仕事上の問題はそのままにしておくわけにもいきませんよね。だからこそ、イラッとしたら心の一時停止ボタンを押すことが重要なのです。まずは原因から心を離します。目線をそらす、その場を立つなど、物理的に原因から離れてください。イラッとしたときは呼吸が浅くなって脳の酸素供給量が減り、思考能力が低下します。そこで、深呼吸します。そして心が落ち着いてきたことを自覚してから、問題への対応を考えてください。

慣れてくれば短時間で感情の突沸をコントロールできるようになります。試してみてください。

【東礼多課長の、ある木曜日】

「今度の重要な新規プロジェクト、そのメンバーを選んでほしい」

部長から内密に指示された、東礼多課長。重要なミッションに身の引き締まる思いがします。

候補に挙がっているのは、Aさん、B君、Cさん。そのうち誰が新規プロジェクトで実力を発揮し、成果を挙げることができるのか。それぞれの得意不得意を見極めつつ、選ばれないメンバーの士気も下げないようにしなければ。

管理職として、的確な判断力とともに、課内での調整能力も求められます。

給湯室に入り、ふーっと大きなため息をひとつついて、周囲に誰もいないことを確認すると、東礼多課長、おもむろに壁と向き合いました。

壁を相手に、ストレッチ

壁あれば押そう、上半身伸ばし

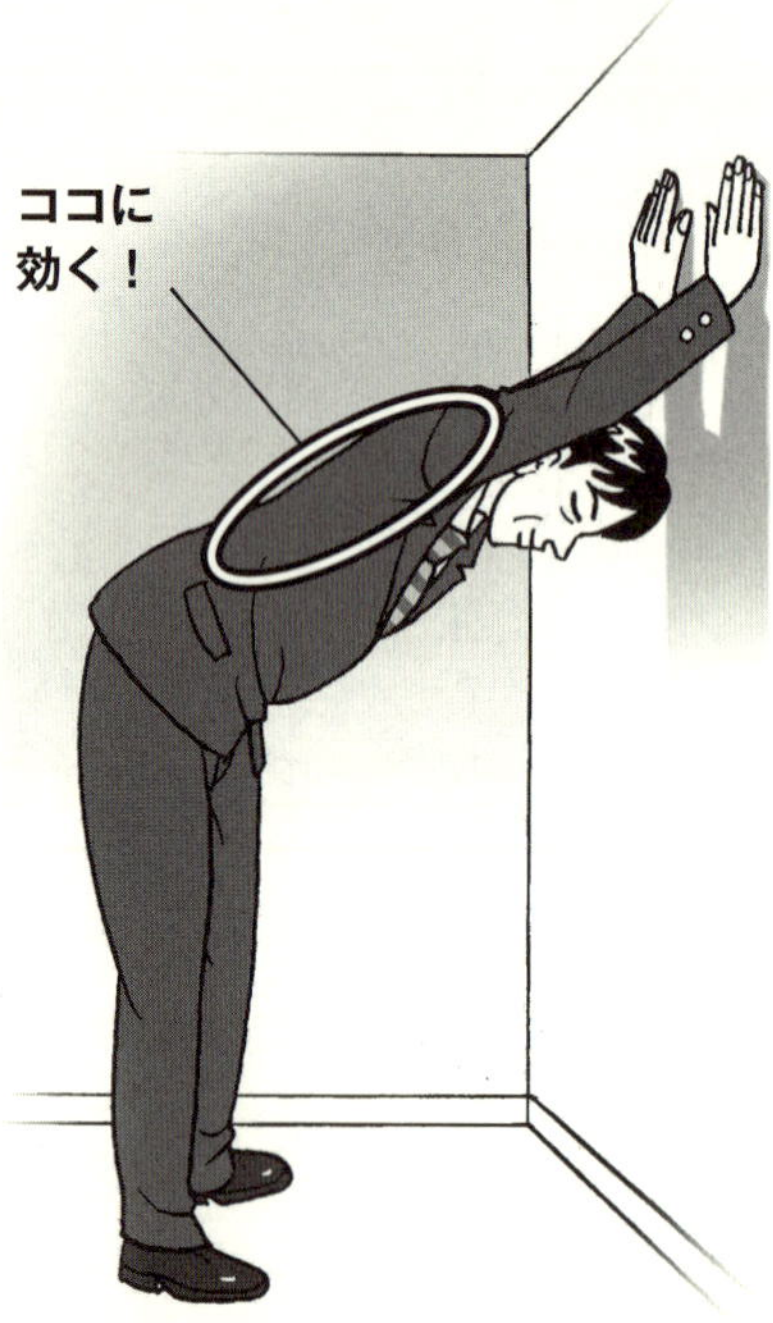

① 壁に向かって少し離れて立ち、頭の高さで手をまっすぐ伸ばしてつく
② あごを地面に近づけるように、ゆっくりと上体を下げていく
③ 呼吸しながら数秒間キープする
④ ゆっくりと上体を上げて、元の姿勢に戻る

問題片付かなくても肩つけて、肩甲骨周辺伸ばし

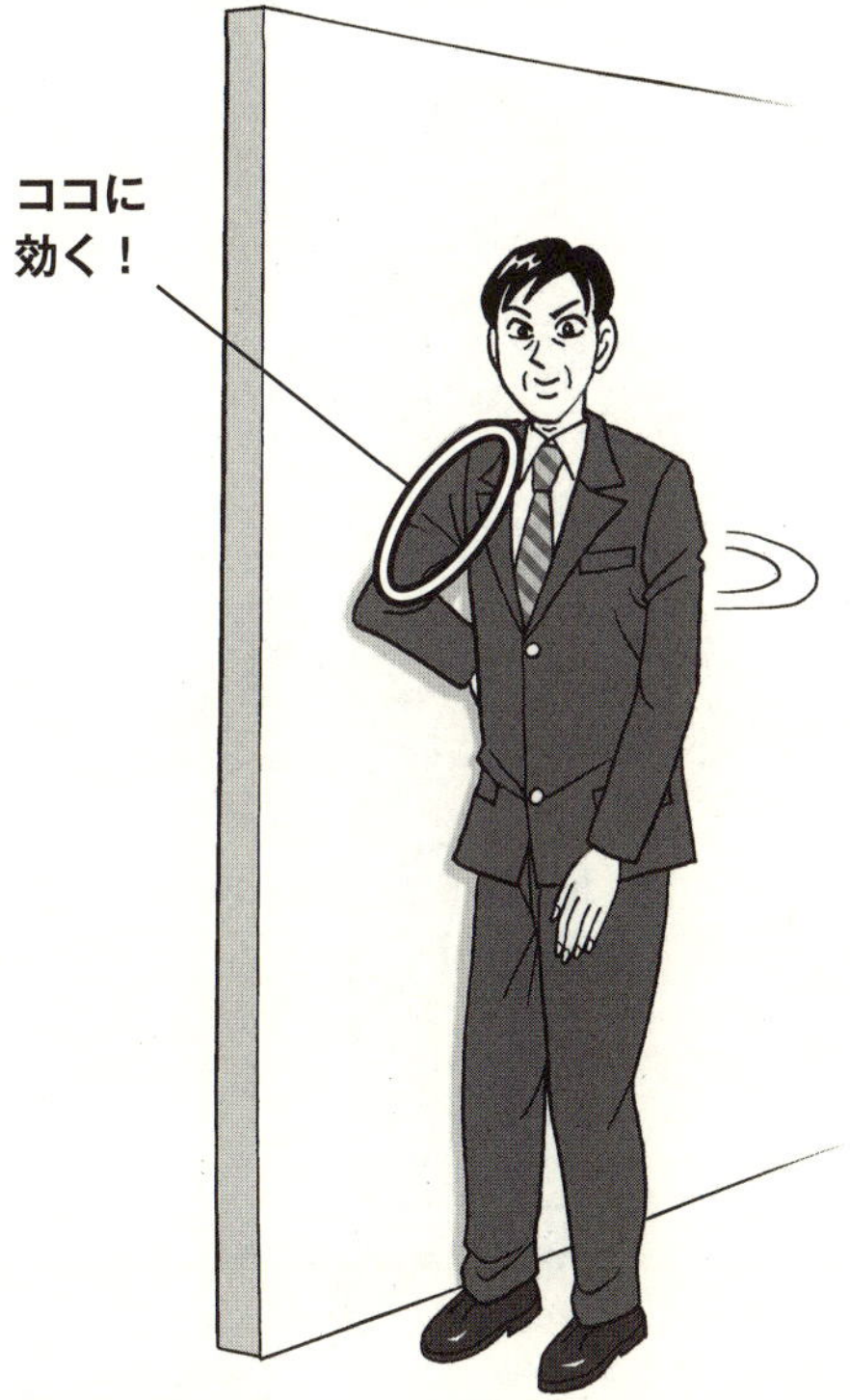

① 壁に背中をつけて立ち、腰に片方の手を回し、手のひらを壁につける
② 手のひら、ひじ、肩甲骨を壁につけたまま、呼吸しながら、ひじを曲げた手の方にゆっくり体を向ける
③ 数秒間キープしたら、ゆっくりと体を戻して反対側も

ひとりでこっそり、ストレッチ

でんでん太鼓で全身ゆるめ

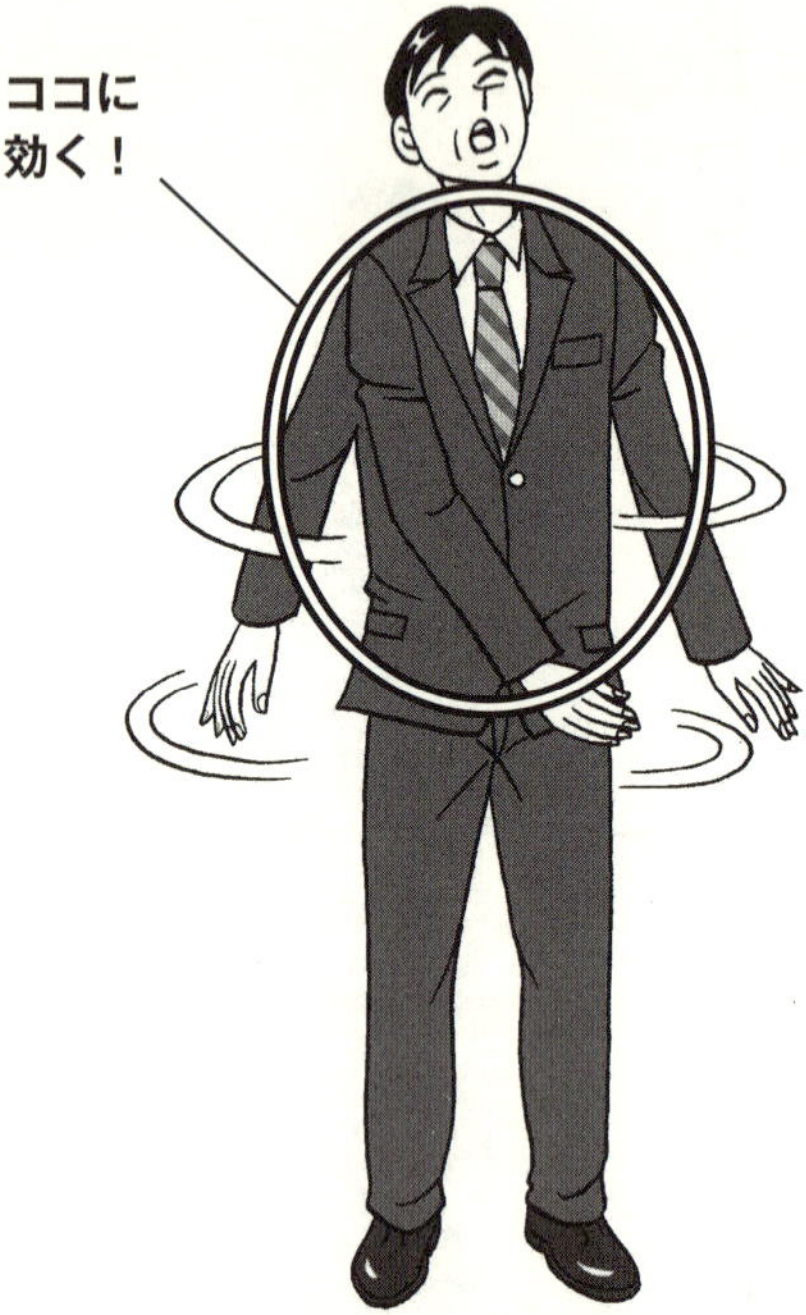

① 足を肩幅に開いて立ち、全身をダラーンと脱力する（表情も）
② 目を閉じ、体の中心から全身をブラブラと揺らす（でんでん太鼓のように、腕や頭も、遠心力で揺らすような感覚で）
③ 次第に動きを小さくして止める

エアロスイミングで肩ほぐし

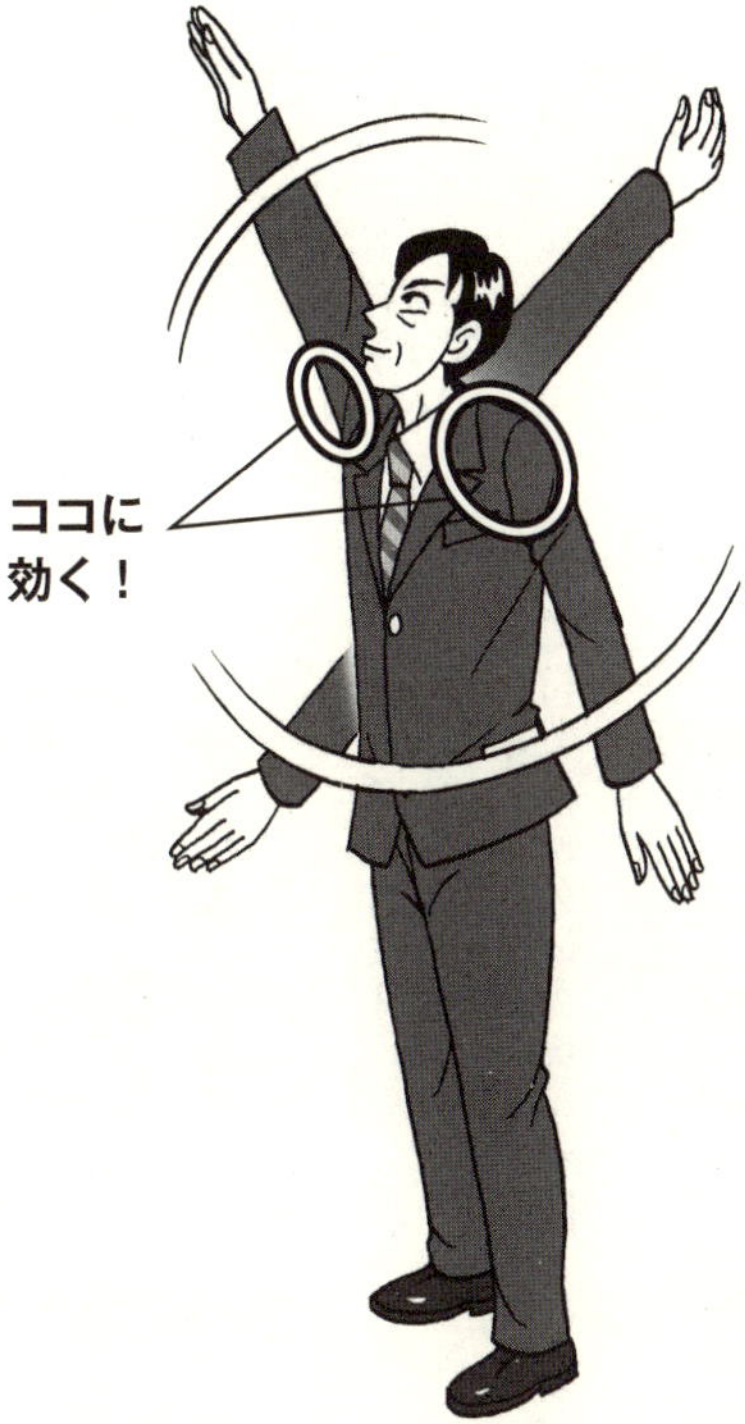

① 足を肩幅に開いて立ち、背筋を伸ばす
② 顔をななめ上に向ける
③ 呼吸しながら、クロールをするように、腕をグルグル回す
④ 反対方向にも、背泳ぎするようにグルグル回す

壁を相手にストレッチのメリット

肩周辺の柔軟性は、しなやかな上半身の動きに不可欠です。

ここでは、ふだん他人がいるとなかなかできない動きを、静的ストレッチ（スタティック・ストレッチ）と動的ストレッチ（ダイナミック・ストレッチ）を使って行い、ストレスの影響に対抗していきます。

まず、肩入れです。壁に対して自分自身の体の重みを使うことで、通常のストレッチより大きく刺激的に動くことができます。

また、壁を使うことでしっかりと脱力でき、胸の筋肉と肩甲骨をしっかり開くことができ、肩関節自体のインナーマッスルにもアプローチできます。非常に効果的なストレッチですが、重みをかけ過ぎると筋肉を痛めてしまうこともあります。無理せず、イタ気持ちいい程度で行ってください。

壁にひじをあててから体を横に向けるストレッチですが、実は、これはストレスバスター・ストレッチのなかでも、最も難易度が高いストレッチです。しかし、肩を内旋（内側に回転させる）することでふだんは使わない筋肉を動かすため、これができるようになると肩のしなやかさは格段に上がります。

この「肩関節の内旋」という動きですが、これは、体のパフォーマンスの良し悪しに強く影響する動きなのです。

たとえばある有名プロゴルファーは、この動きを積極的に取り入れています。肩関節を内旋すると、肩の後ろ側の筋肉をストレッチすることができ、さらにほかの肩関節周辺のストレッチの効果をも増強するのです。

ただ、できる・できないには個人差があり、なかにはまったくできない方もいるので、無理をしないように、できる範囲で少しずつ行ってください。慣れてくると、肩や体全体の動きが格段に良くなります。

ひとりでこっそりストレッチのメリット

人に見られない場所でストレッチする醍醐味は、3の倍数のときにアホになる……ではなく（古い）、最大限に脱力できることです。顔まで脱力するなんて、恥ずかしくて、とても人には見せられません。しかし、ひとりのときは最大のチャンス！　全身から顔まで、思いっきり脱力しちゃいましょう。

また、でんでん太鼓のように腕をブラブラすることで、体幹や腕、肩、臀部を含む下半身も適度にストレッチされます。

ここで大切なのが、脱力を「意識」することです。

頭の先から足の方へと、順番に力が抜けていくように意識してください。首……肩……背中……腰……と、一カ所ずつ、その場所にフォーカスしていくのです。

いつも無意識にこわばっている場所は、なかなか脱力できないこともありますが、この「一カ所ずつ意識して力を抜いていく」訓練を行っていると、日常でも瞬間的に、脱力したいところを脱力できるようになるのです。

せっかくひとりになれる時間なのですから、思いっきり気の抜けた顔でユラユラ、ブラブラを体験してください！

エアロスイミングでは、肩関節の柔軟性と姿勢保持筋群に刺激を与えます。グルグル腕を回すことも、ふだんはなかなかありませんので、ここは思いっきりグルグル回してみましょう！

やってみるとわかるのですが、肩が思うように回らない、腕が頭のそばを通らない、など、想像以上に肩関節が硬いのを痛感する方もいるでしょう。しかし、それを感じながらもグルグル回していると、いつの間にかスムーズにできるようになってきます。ダイナミックに動かして、良い姿勢を保てる体幹としなやかな肩を手に入れましょう。

【コラム】セルフチェックで自分の体の状態を知ろう

まずは壁に後頭部、肩甲骨、お尻（仙骨）、かかとをつけて立ってみます。デスクワーク中心の方は、できなかったり、できてもつらい場合もあるでしょう。それは、体の前後左右のバランスが崩れているのです。

立っているだけでも、体には絶えず重力がかかっています。人体は巧妙にできていて、重力を受け止めるために体の中心に主要な骨格が配置されています。それが「重心」です。背面をしっかり壁につけて立つと、重心は自然と体の中心におさまり、重力を支えるべき筋肉「抗重力筋」で体を支えられるようになります。

しかし、重心のバランスが崩れ、ほかの筋肉で体を支えていると、抗重力筋は衰え、姿勢の乱れを招きます。また、本来体を動かすための筋肉を使うことで、その筋肉によけいな負荷がかかり、ますます体のバランスを崩すことになります。そうならないために、毎日のストレッチでバランスを整え、抗重力筋で支えられる体を目指しましょう。

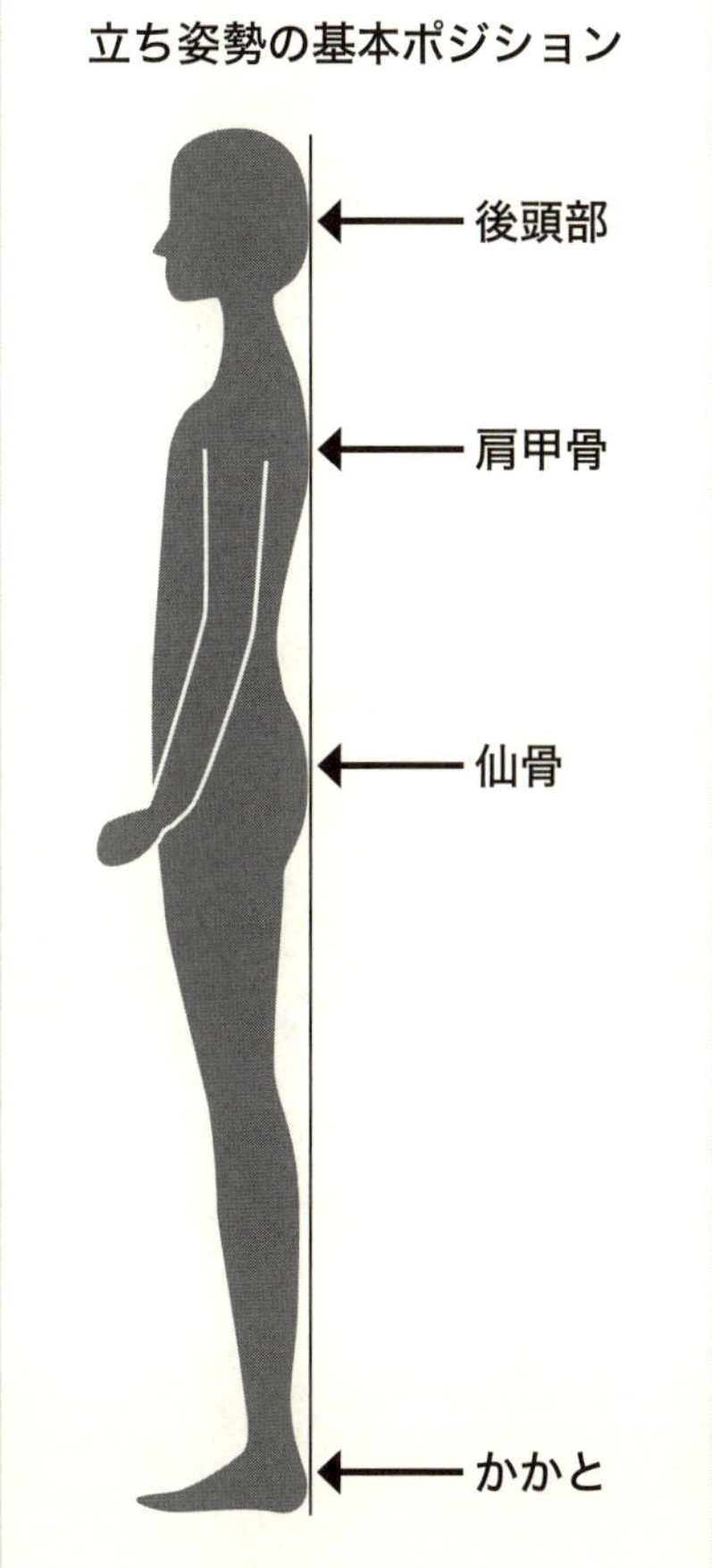

【束礼多課長の、ある金曜日】

いよいよ、今期の売上を左右する重要な競合プレゼン当日。

直前にハプニングがあったものの、なんとか無事、間に合わせることができました。競合先は、業界最大手のハツラツ商事。アイディアと機動力で常に先を行く相手ですが、今回は負けるわけにはいきません。

課内の期待を一身に背負って、プレゼンに臨んだ束礼多課長。しかし夕方、帰社した課長のもとには「今回は、ハツラツ商事さんにお願いすることに……」と伝える非情な電話が。そして、今期の売上目標未達がほぼ決定的に。

がっくりと肩を落とし、帰り支度をする束礼多課長。今日はカバンがやけに重たく感じます。早くお風呂に入ってビールでも、と思いながら電車に乗り込むその足取りも重い、金曜日の夜です。

カバンを使って、ストレッチ

バーベルなくてもカバンで、肩周辺強化

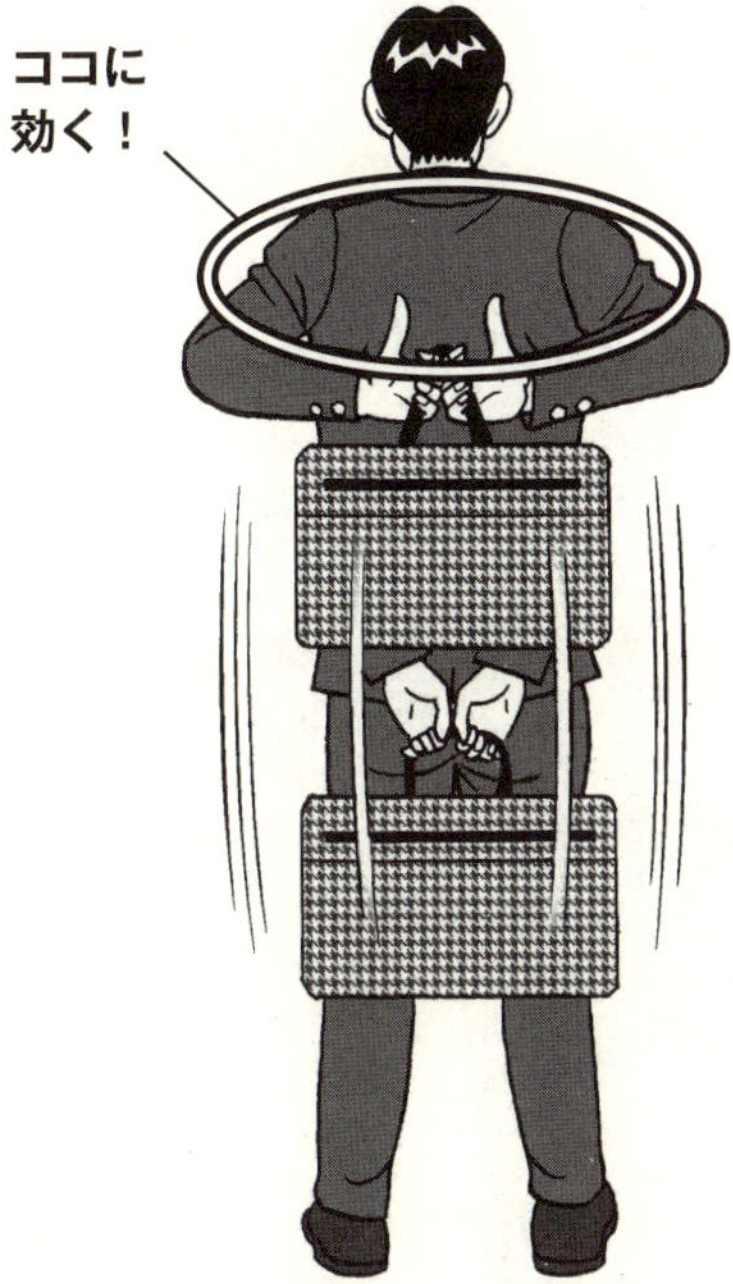

① 足を肩幅に開いて立ち、背筋を伸ばす
② 後ろでカバンを持ち、両ひじを伸ばす
③ 息を吸いながら、そのまままっすぐ、カバンを上げる（肩が上がらないように注意）
④ 呼吸しながら５秒キープ
⑤ ゆっくりカバンを下げる

カバンの重みで腕軽く、前腕回し

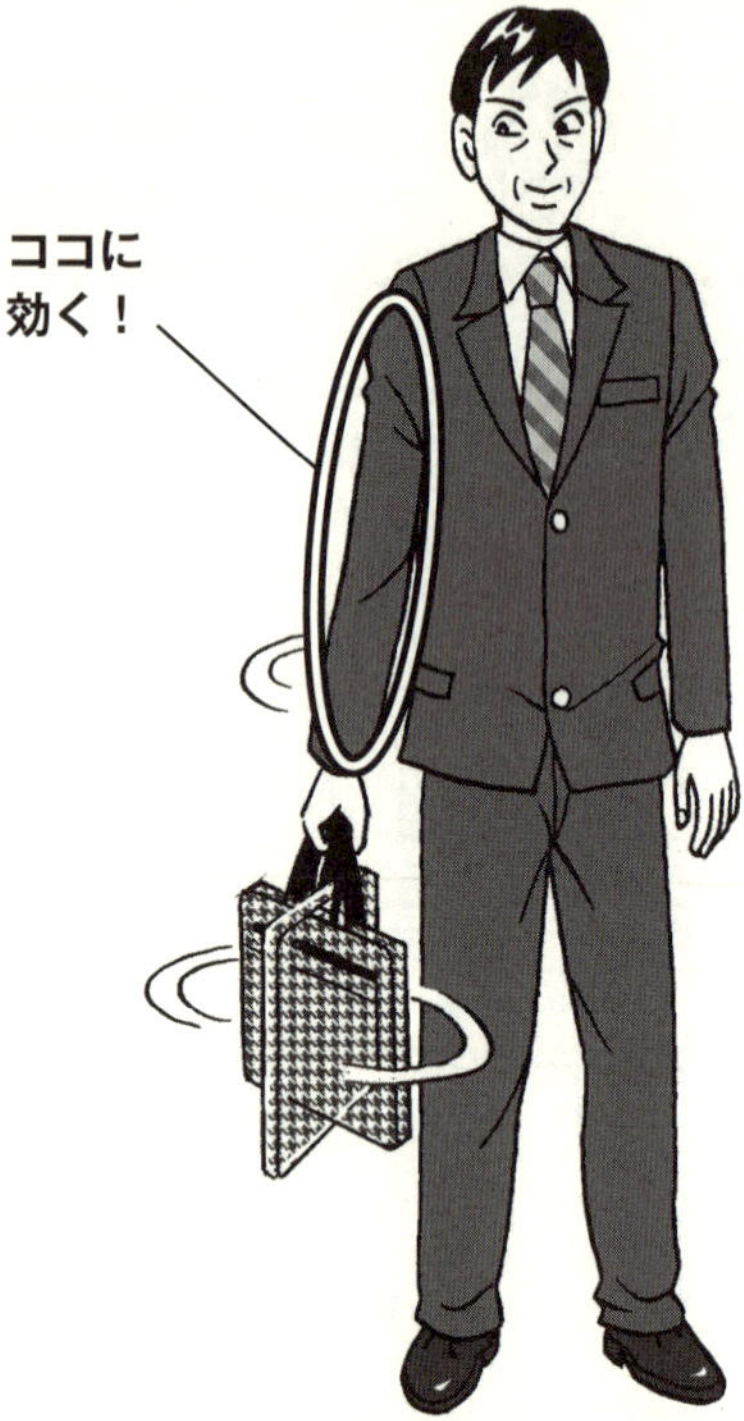

① カバンを片手に持つ
② 肩から手首にかけて、腕全体の力を抜く
③ 呼吸しながら、腕をゆっくり外側に回す
④ 腕をゆっくり戻し、内側にも回す
⑤ 数回繰り返す

お風呂のなかで、ストレッチ

正座でハンセイ、太もも伸ばし

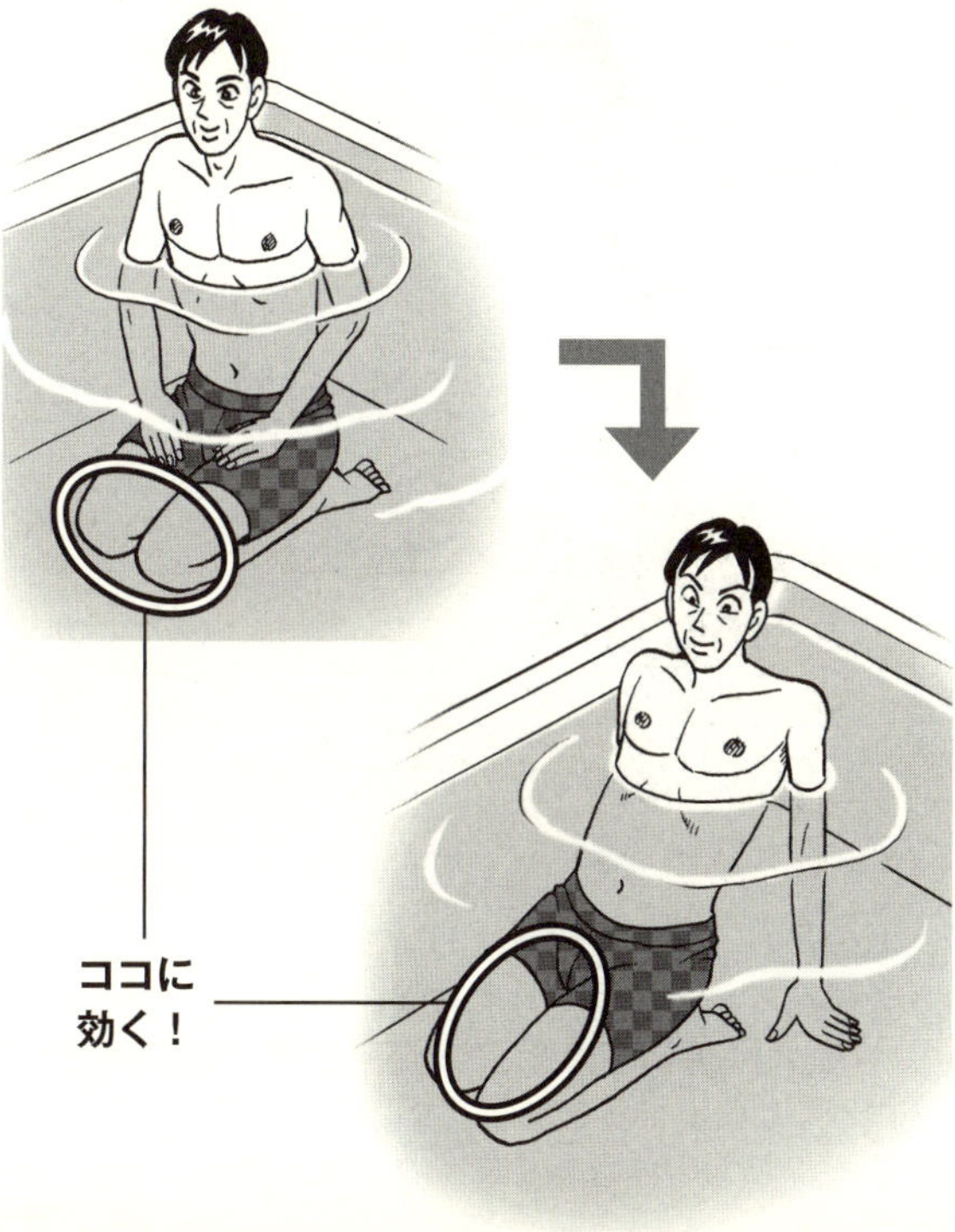

① 湯船のなかで正座になる
② おしりの後ろに手をつく
③ 余裕があれば、呼吸しながら、そのまま軽く背中を後ろに倒す

膝をかかえて、おしり・太もも伸ばし

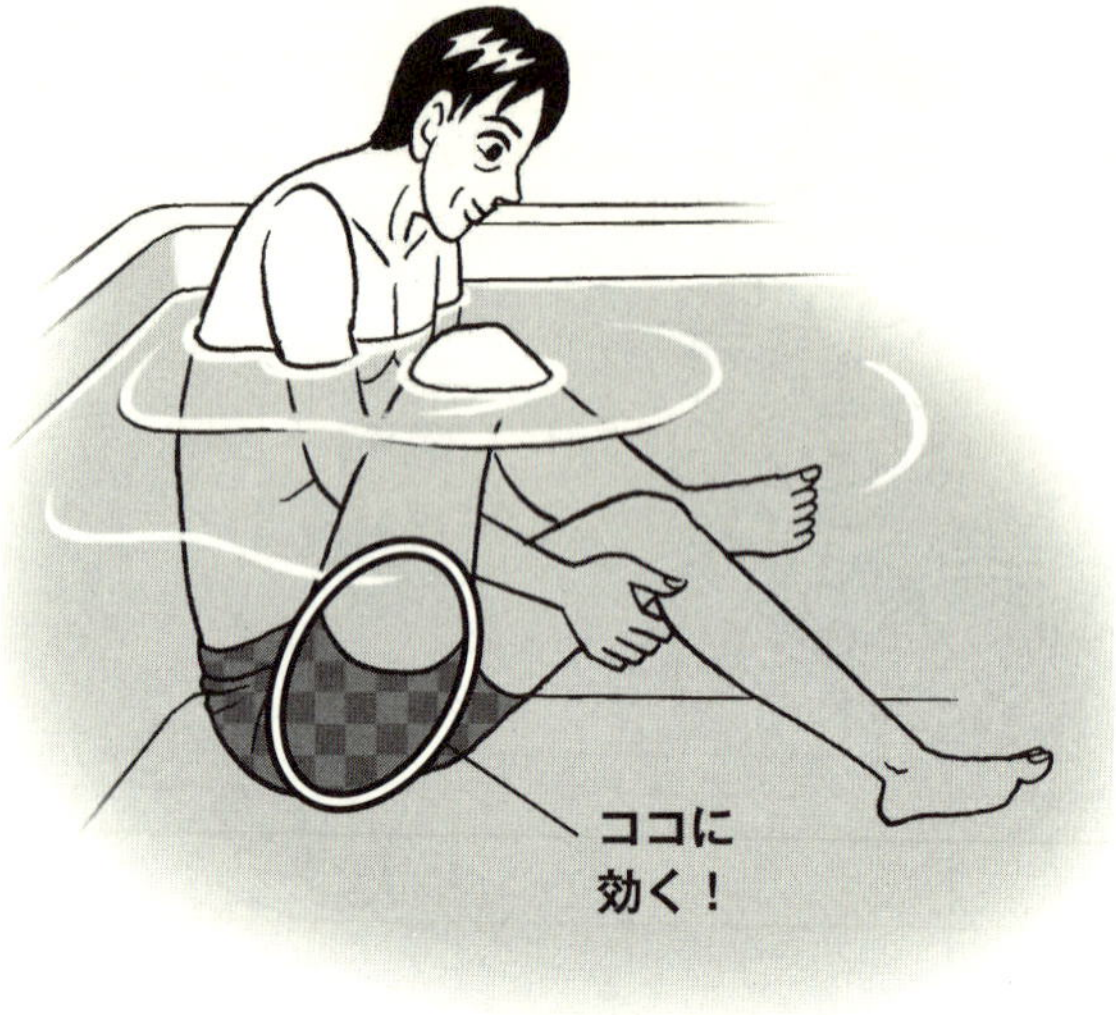

① 湯船のなかで体育座りになる
② 片足のくるぶしあたりを反対側の膝に乗せる
③ 呼吸しながら、下になっている膝を持って手前に引きつけるか、上半身を膝に近づけるように倒していく
④ ゆっくり元の体育座りに戻り、反対側も

カバンを使ったストレッチのメリット

ビジネスパーソンにとって、共に戦う同志でもあるアイテム、カバン。肩掛け、ななめ掛け、リュックタイプ、キャスター付きなど種類もいろいろですが、特に、取っ手が付いたタイプはバリエーションが多いですよね。あまり重くても筋肉を痛める可能性がありますが、取っ手付きタイプなら、書類などで適度な重さになります。

まずは取っ手を後ろ手に持ち、背中側にはわせるように上方へ引き上げます。この動作は、肩関節の外旋運動と肩甲骨の引き寄せになり、前鋸筋《ぜんきょきん》という、肩甲骨と肋骨の間の筋肉も刺激することができます。

この動作により、がっくりと落ちた肩が引き上がり、猫背もスッキリと伸びます。プレゼンに負けても、リベンジに向けてがんばる気力が湧いてきます。

カバンの使い方でもうひとつ。マウスや書類などの事務作業で、腕、特に前腕は非常に疲れた状態になりがちです。手首を反らしたりしてストレッチするのも有効ですが、カバンを使って気軽にできる方法もあります。

カバンを手に持ったまま手首から先を外側に回し、その重みで最大まで回ったら、今度は内側に回す。単純な回旋運動ですが、疲れた前腕の筋肉を適度にストレッチすることができます。

疲労により前腕の筋肉が硬くなると、手首の腱鞘炎やひじの外側の上腕骨外側上顆炎、俗に言うテニスひじ（テニスはしていなくても……）になりやすくなります。しっかりと柔軟性を保ち、これらの二次的な痛みを引き起こさないようにしましょう。

お風呂のなかでストレッチのメリット

湯船でのストレッチは「やらなきゃソン！」と声を大にして言いたいくらい、とても効果的です。体が温まることで、筋肉が無理なく伸びやすくなるからです。この絶好のタイミング、逃さないでくださいね。

大人になって、特にしなくなる動作に、正座があります。椅子に座ることが多いんだし、足がしびれる正座なんて、わざわざしなくても大丈夫。そう思っている人も多いと思いますが、実はこれが大間違い。

お年寄りに多い変形性膝関節症の患者様の多くは、実は、正座のような完全屈曲をしていなかったせいで、膝関節自体の変形を招いていることが少なくないのです。

私の院でも、病院で変形性膝関節症と診断され、しっかりと膝を曲げきることができなかった患者様が、少しずつ曲げるトレーニングを経て、完全に正座ができるレベルまで膝を曲げることができると、痛みが劇的に緩和する症例をたくさん見てきました。

健康な体は健康な膝から、と言ってもいいくらい、膝は大切なパーツです。その、膝が曲がる際に伸びなければならない筋肉が、太ももの前側の筋肉です。ここをしっかりとストレッチして、膝の屈曲の妨げにならないようにしましょう。

もうひとつ、お風呂でできるストレッチとして、おしりの筋肉を伸ばすものをご紹介しています。

おしりの筋肉も、筋肉のなかでは大きな部類に入り、股関節を動かす際や歩行時にも大きく使われる筋肉になります。特にここが弱ると、長時間立っていることがつらくなり、すぐに座りたくなるという傾向があります。しっかりとストレッチして、血流を良くしていきましょう。
おしりの筋肉が柔軟で強くなると、骨盤を支える力も強くなり、姿勢や体のバランスがより良くなります。また、起立時のヒップラインがクイッと上がり、シルエットがカッコよくなります。できるビジネスパーソンはカッコいい！　それを体現するのが、おしりの筋肉なのです。

【コラム】こんなときはNG！　ストレッチをしてはいけないタイミング

朝、起き抜けで体を動かした瞬間に、ギクッ！　ぎっくり腰になる患者様はたくさんいます。就寝中、体は休息モードに入っているので、筋肉の伸縮は少なく、そのポンプ作用もお休みしています。呼吸は緩慢になり、血流量も減少。その状態から急激にストレッチなどの動きをすると、体を痛めてしまうことも納得がいきます。起きたらまず、寝がえりや軽い伸びなどをして、できればトイレとうがいを済ませて体を目覚めさせてから、簡単なストレッチを行えば体を痛めずに済みます。

また、運動前の静的ストレッチは、実は運動パフォーマンスと筋肉の弾力性の低下を招くことが最近わかってきています。運動前には動的ストレッチなど、動きのなかで行うストレッチを取り入れる方がパフォーマンスは向上し、ケガの防止にもなります。

運動習慣のない方は、まずはラジオ体操のような軽い全身運動でも、十分に体のすみずみまでストレッチできるでしょう。

【東礼多課長の、ある土曜日】

今日は、朝からいい天気。息子の部活の試合がある日です。本当はゆっくり寝ていたい東礼多課長も、早起きして応援に駆けつけました。

真っ黒に日焼けした息子がバッターボックスに立つたびに、自分のことのように胸がドキドキします。三振、三振、ピッチャーゴロ。でも、まあいいじゃないか、よくがんばってる。結局試合は、3対1で負けてしまいました。

息子をなぐさめようと、試合後にファミレスで食事する東礼多家。最近話しかけても反応の薄い思春期の娘が、めずらしく口を開いたと思ったら「お父さんってさー、なんかほかのお父さんと比べて老けてるよねー。枯れてるっていうかさー」とショッキングなつぶやき。

「枯れてるんじゃない、疲れてるんだ」と言い返したいところを、ファミレスの窓に映る自分の姿を見て、ぐっと飲み込んでしまった東礼多課長。帰宅するやいなや、鏡の前に立ちました。

若々しい姿勢をキープする、ストレッチ

おとなのハイハイ、肩甲骨ほぐし

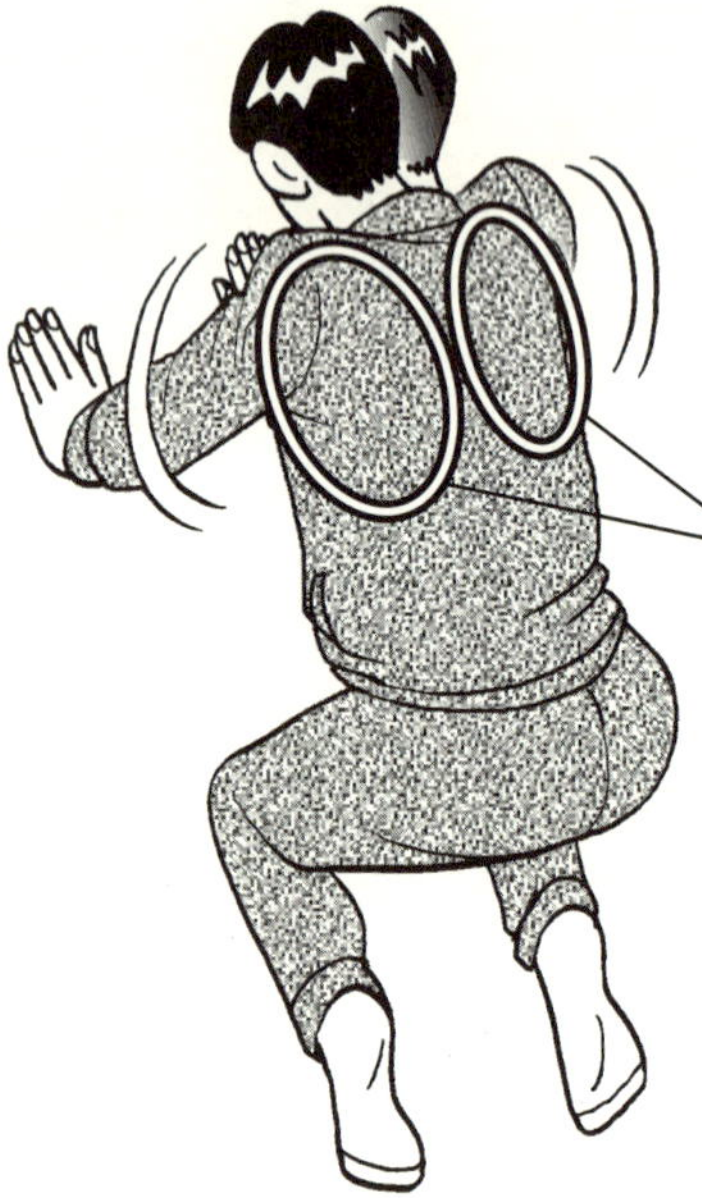

① 手と膝をついて四つんばいになり、首の力を抜いて頭を下げる
② ひじを伸ばしたまま、尾てい骨を上げる感覚で背中を反らせる
③ そのまま左右の肩甲骨を、交互に、前後に動かす(その場で赤ちゃんのハイハイをするように)
④ 次第に動きを止めて、元の姿勢に戻る

ひじ開いて、閉じて、体幹伸ばし

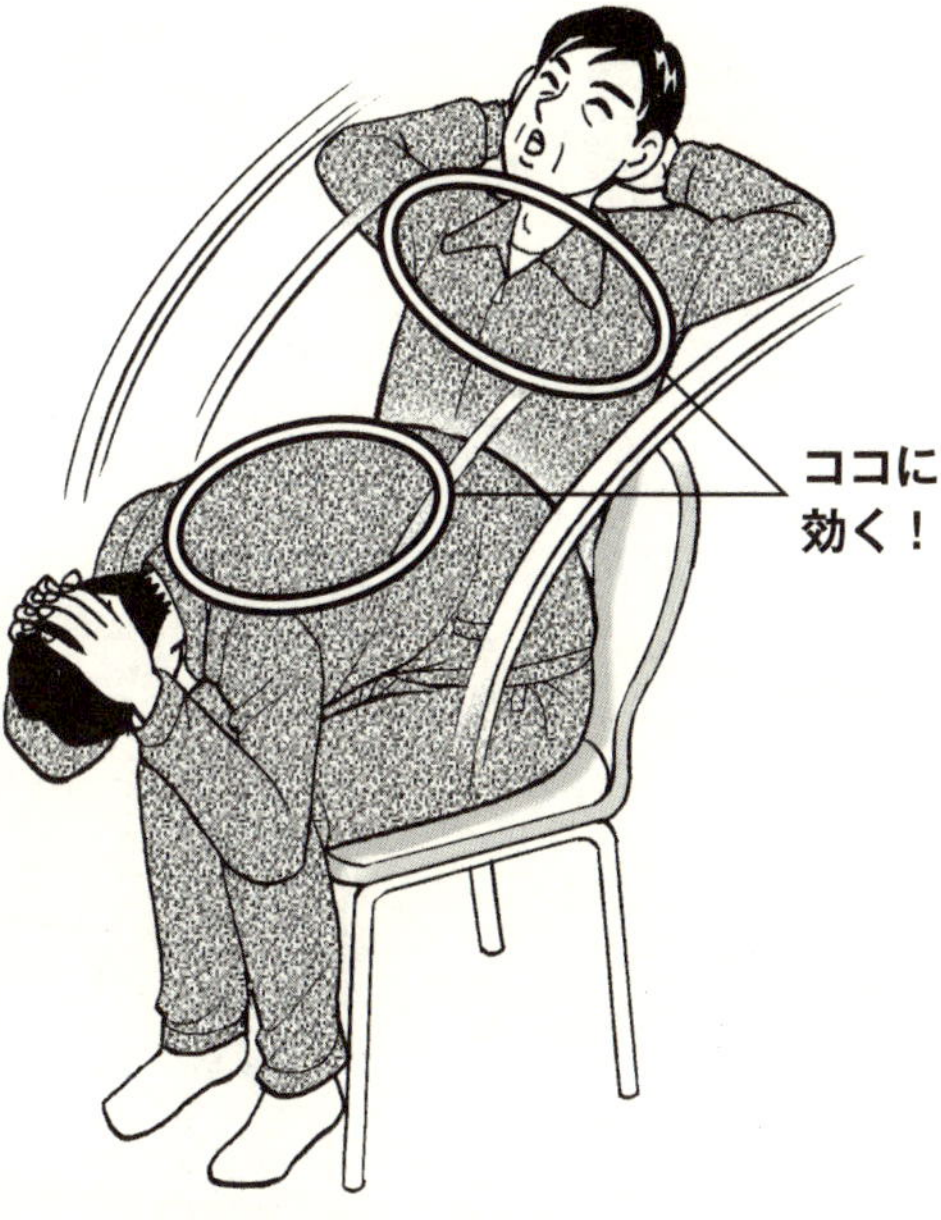

① 椅子に座り、手を頭の後ろで組む
② 息を吸いながら、ひじを開いてななめ上を向き、胸を開く
③ 息を吐きながら、ひじを閉じて背中を丸めながら、体を前に倒す
④ 呼吸に合わせて数回繰り返す
⑤ 次第に動きを止めて、元の姿勢に戻る

若々しい表情をキープする、ストレッチ

目力アップ、目周辺ストレッチ

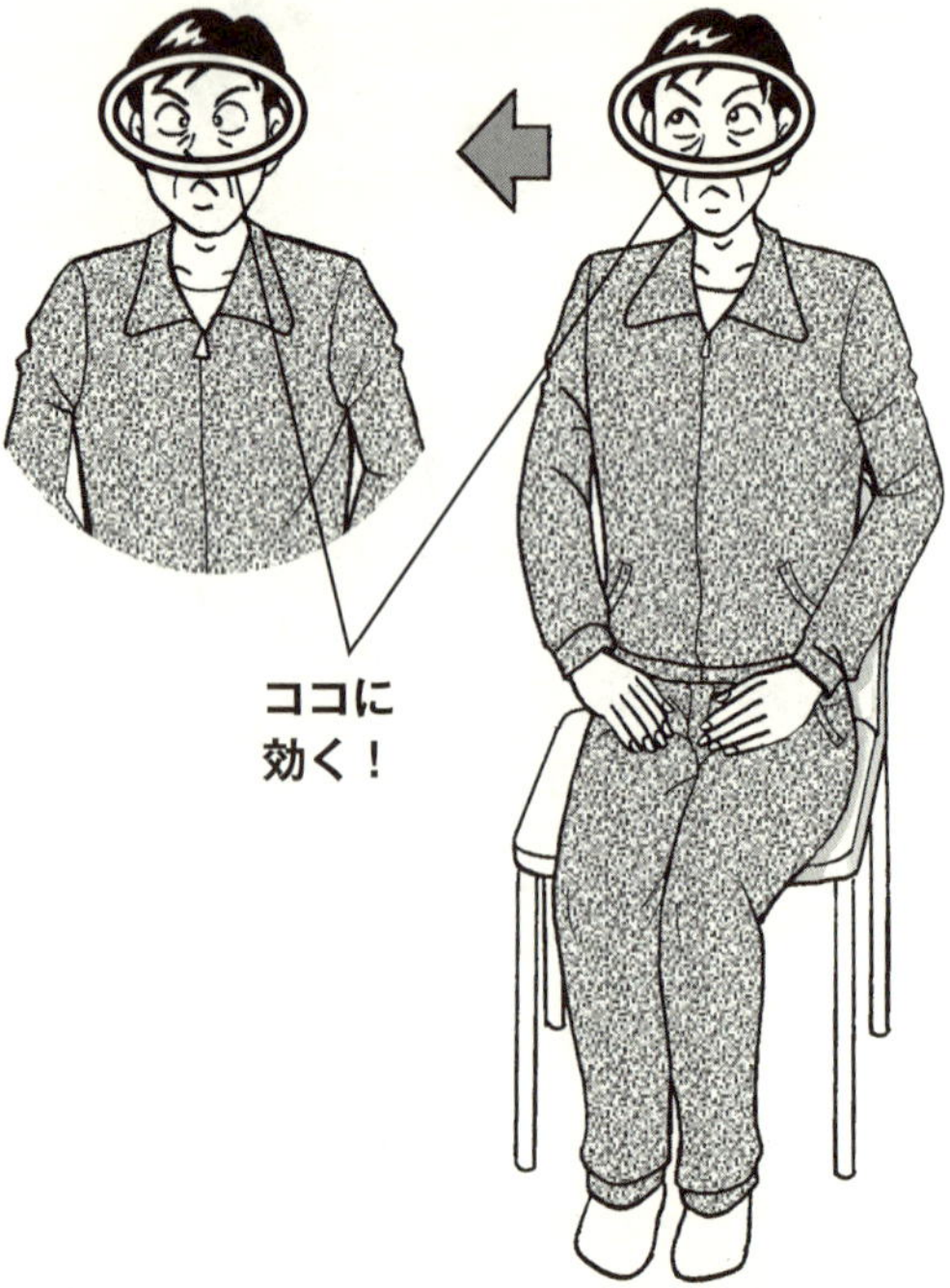

① 目を一度ぎゅっとつむり、ぱっと見開く
② 目を閉じて、そのまま眼球をグルグル回す
③ 目を開けて、眼球を左、中心（鼻先を見るように寄り目）、右と動かす
④ 反対方向にも動かす

顔も筋肉ですから！　表情筋ストレッチ

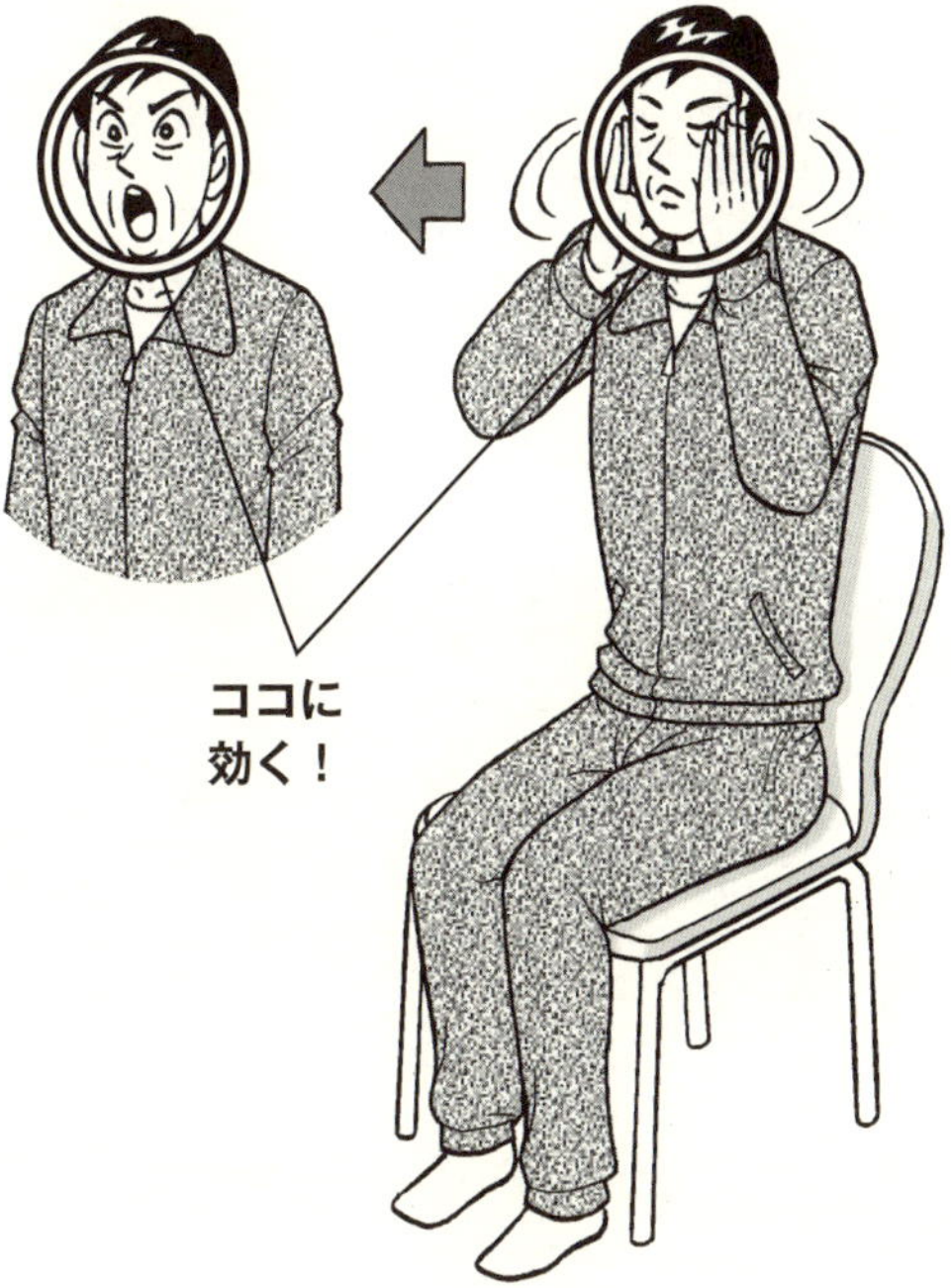

① 顔全体の筋肉を押し上げるように、両手で下から上へとまんべんなく、呼吸しながら押していく
② 顔を正面に向けて、各パーツを中心に集めるようなイメージで顔をぎゅっとすぼめる
③ 目、鼻、口、顔全体を、一気にぱっとめいっぱい開く

若々しさキープのストレッチのメリット

若々しい印象を保つためには、大きく速く、ダイナミックに動けることが重要です。特に、肩甲骨の動きの柔軟性と、体幹のしなやかさがキーポイントになります。

まずは肩甲骨から。赤ちゃんのハイハイのように、肩甲骨を上下にリズムよく動かしていきます。ふだんあまり動かしていない方は、この動作自体がスムーズにできないかもしれません。

本来、肩甲骨は上下左右に動くものなのですが、ふだんから猫背気味な方は、肩甲骨周りの筋肉が硬くなっていて、あまり大きく動かすことができないのです。逆に言えば、この動きがスムーズにできるようになることで、猫背が解消され、背筋がピンと伸びる意識を持てるようになります。

若さは、顔よりも動作や姿勢に現れます。疲れて動きの鈍いお父さんより、はつらつとしたお父さんの方が断然カッコいいですよね。この「おとなのハイハイ」をマスターして、動作年齢の若い、カッコいいパパになりましょう。

もうひとつは、前後にダイナミックに動いて、体の前側と後ろ側、両面の筋肉をストレッチしていく方法です。

若さを保つためには、猫背にならずしっかり胸を張った姿勢が良いとお伝えしましたが、胸がしっかり張れるようになると、肺に空気をいっぱい吸い入れることができます。

ふだん運動をしていない方は、肺活量が本来よりも低下してしまっています。体幹を大きく動かして、肺に空気をいっぱい吸える体にしましょう。

また、空気をいっぱい吸えないのは、空気を吐ききっていないからでもあります。ここでは、前かがみに体を縮めた際に、しっかり肺のなかの空気を吐ききりましょう。そうすることで、次の吸う息で、吐ききったぶん、たっぷり吸い込むことができます。また、吐ききることで、腹筋や横隔膜などを刺激することにもなります。

若々しい表情を保つためには、顔の筋肉を重力に負けないように鍛えることが重要です。特に、まぶたと口もとの筋肉が下がってくると、途端に老けた印象になります。

まぶたは、眼瞼挙筋《がんけんきょきん》と目周辺の筋肉によって開いたり閉じたりしています。これらの筋肉をトレーニングすることで、まぶたは下がりにくくなります。

また、眼球自体も筋肉によって動いていますし、目のなかの水晶体の厚みを変えているのも小さな筋肉です。筋肉は同じ動きばかりをしていると、やはり同じところばかりが疲弊し、硬くなる特性があるので、ふだんしないような動きをあえて入れることで、ストレッチされ、柔軟性が保たれます。また、パソコンなどによる疲れ目のときは、目をつむったまま眼球をグルグル回してみましょう。眼球に適度な潤いをもたらし、ドライアイを防ぐこともできます。

老けたイメージは筋肉が下がることが原因とお伝えしましたが、手のひらを使って、下がった筋肉や皮膚を強制的に上方へ引き上げることもおすすめです。ふだん重力にさらされた皮膚や筋肉を休ませる効果があり、続けることで、筋肉や皮膚のリフトアップにもなります。

引き上げたついでに、顔のマッサージもしてしまいましょう。手に触れて感じる筋肉を、軽く円を描くように回していきます。この際、上方に動かす意識を強くして、下げる動作はくれぐれも最小限にしましょう。顔の筋肉はあまり触り慣れないので、ところどころ痛い部分もあるかもしれませんが、イタ気持ちいい程度で十分です。

余談ですが、私のクリニックのエステ部門の先生たちは、お客様に、必ず下から上に向かって洗顔するように指導しています。それだけ、日々の重力の影響は、積み重なると大きいのです。

また、顔全体の筋肉をぎゅっと縮めて一気にぱっと大きく開くことは、表情の豊かさにつながります。年齢を重ねていくと、顔の筋肉が硬くなり、表情が乏しくなりがちです。縮めるときはめいっぱい縮め、開くときはめいっぱい開いて、顔の筋肉をおもいっきり動かし、豊かな表情を取り戻しましょう！

【コラム】「若い人」って何がちがう？　若々しさを決める3つの要素

見た目と実年齢は、ちがう。それは皆さん、経験上よくご存知の事実だと思います。

同窓会や同期の集まりでも「あの人は全然変わらないね」「若いね〜」や「あの人はなんか老けたね……」などと同じ年齢でも、人によって与える印象は大きく異なります。また、見た目と実年齢の差は、年をとるほど大きくなっていくもの。中身は年月と経験を経て頼れるベテランだけれど、見た目は若くはつらつとした印象を与える、そんなリーダーになりたいですよね。見た目の印象を決める大きな要素として、「姿勢」と「表情（特に目）」、そして「動作」があります。

年を経るにしたがって、白髪になったり、顔のシワが増えたり、といった変化は、残念ながら自力での対処に限界があります。しかし、猫背にならずまっすぐな姿勢、豊かな表情、シャープな動作はご自身の努力でキープ可能です。毎日コツコツ続けるストレッチで、未来の若々しさを積み立てましょう。

【束礼多課長の、ある日曜日】

やっと、何も予定がなく、のんびりできる日曜の昼下がり。

部屋着のまま、ソファでごろごろしながらうつろな顔でテレビをながめる束礼多課長に、息子は冷ややかな視線を送り、娘は「ナマケモノみたーい」とまたまたキビしい言葉をつぶやきます。

しかし、明日からまたハードな一週間が始まるかと思うと、今日くらいはダラダラと好きなように過ごしたくなるのも、正直なところ。

そんな課長を見かねた奥さんが、「ねえお父さん、疲れているのはわかるけど、ダラダラしてばかりもかえって良くないわよ。寝ながらでもできるアレがあるじゃない。私も一緒にやろうかしら」と声をかけました。

そうだ、寝ながらできるアレね！　どんよりしていた課長の目に、光が戻りました。来週もなんだかがんばれそうな気がしてきます。

ゴロゴロ、ダラダラしながらできる、ストレッチ

寝ながらエビ反り、上半身伸ばし

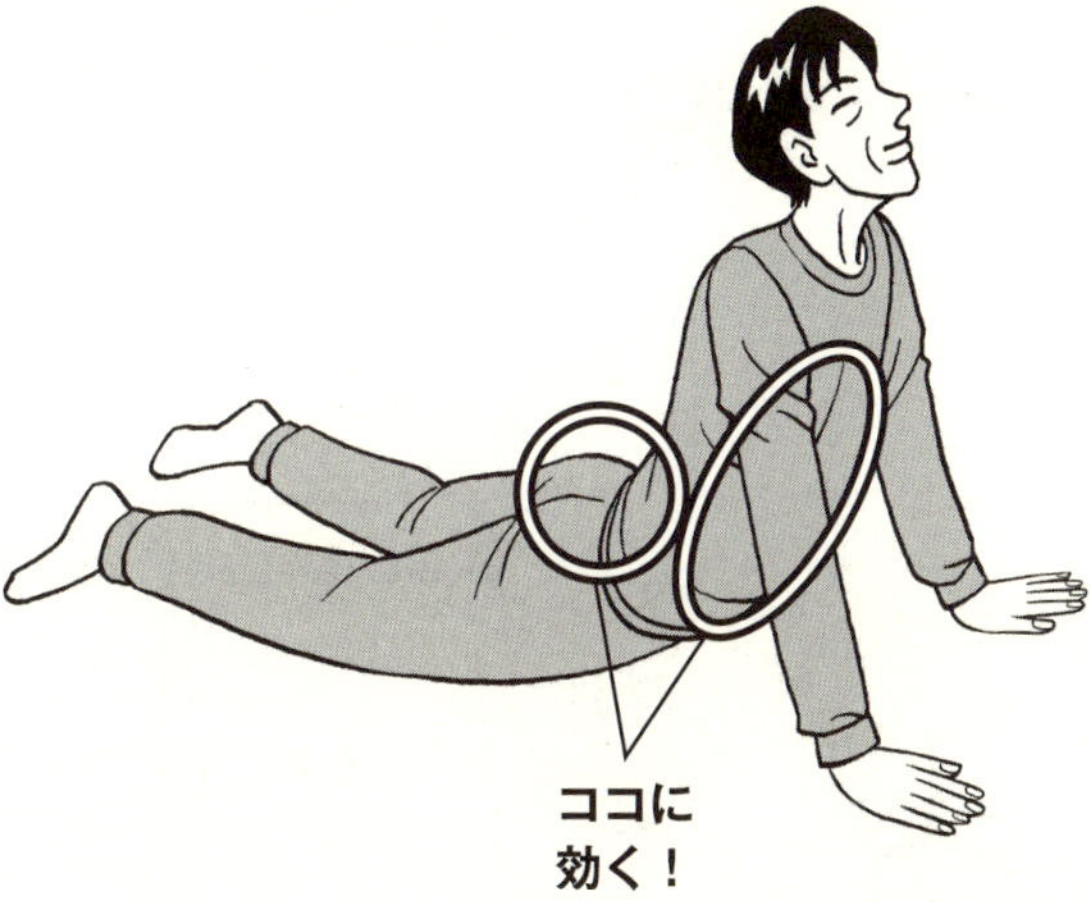

① うつぶせに寝て、足は伸ばし、手は肩の前あたりにつく
② 下半身は床につけたまま、腕を伸ばしながら上半身を反らし、目線を上げる（腰に痛みがある場合は、反らせ過ぎないよう注意）
③ 呼吸しながら数秒キープして、ゆっくりうつぶせに戻る

ひとり椅子引き？　腕・肩伸ばし

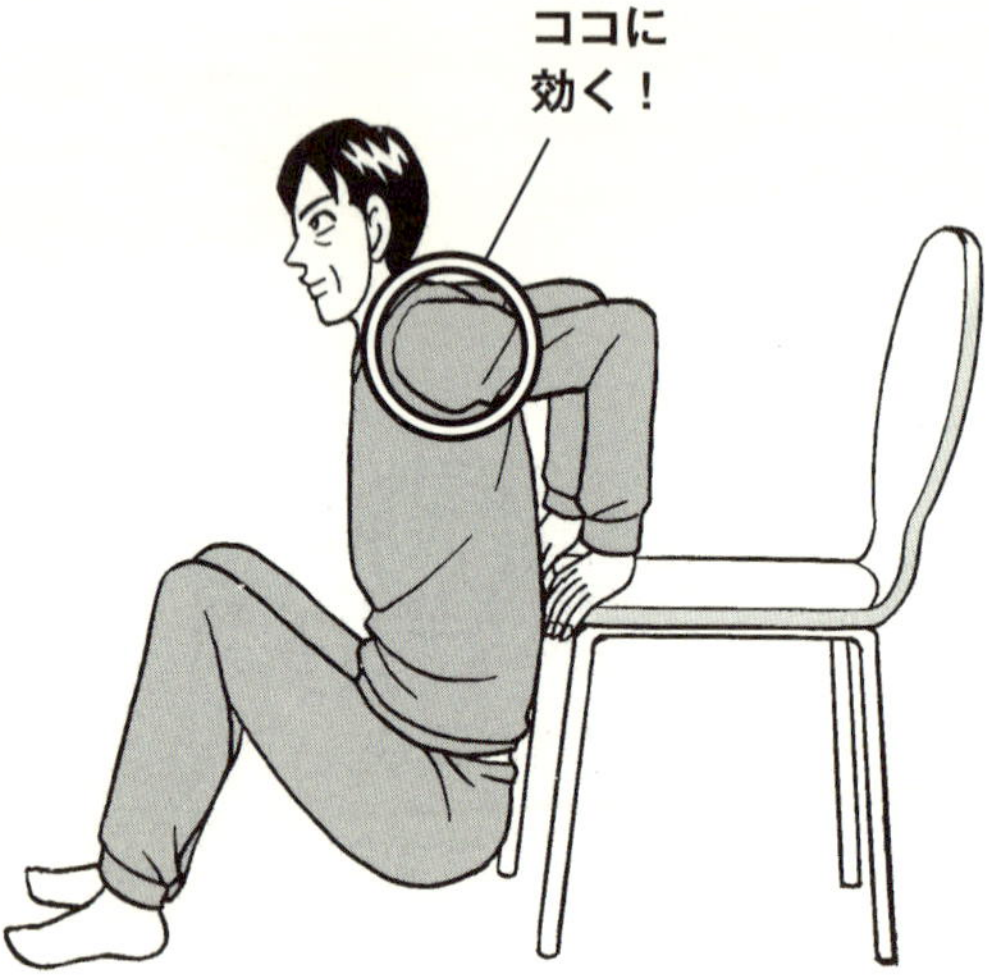

① ソファの前に背を向けてしゃがみ、腕を後ろに回して手を座面につく
② 呼吸しながら、そのままゆっくり腰を落としていく
③ 呼吸しながら数秒キープ
④ ゆっくり腕を体の横に下ろす

たまにはふたりで仲良く、ストレッチ

呼吸を合わせて、上半身伸ばし

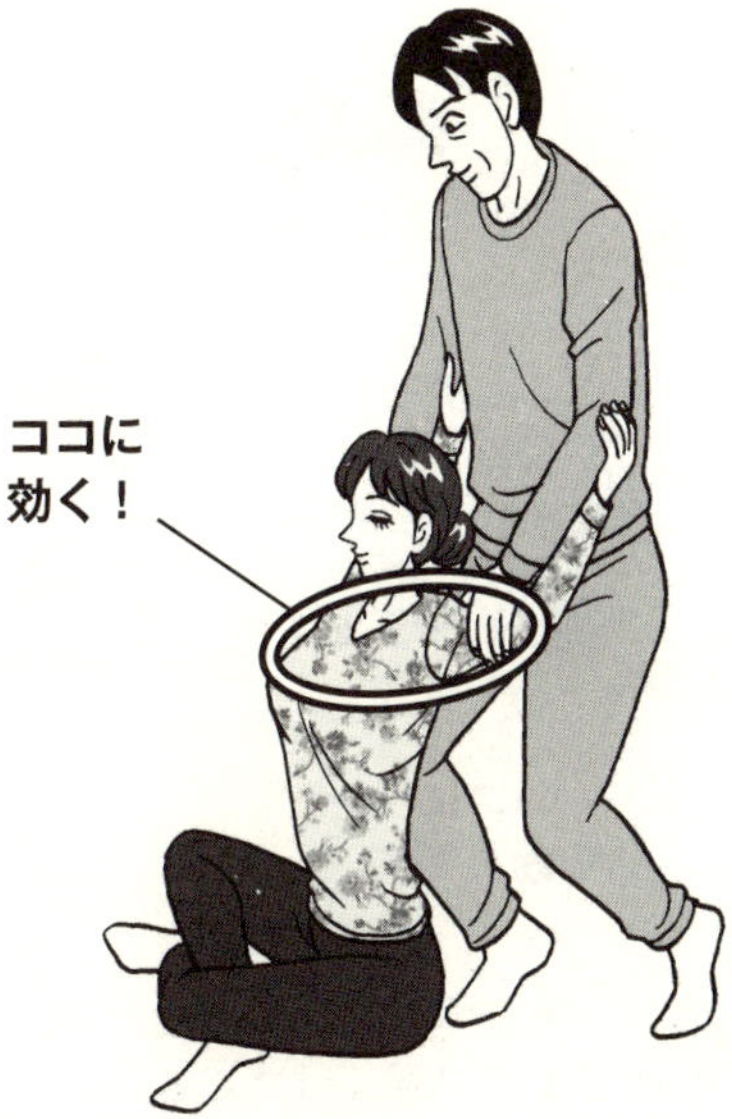

① 軽くあぐらをかいて座り、腕を上に上げる。パートナーは、相手の後ろに立って、お互いに二の腕を持ち合う
② パートナーは片足を踏み出し、膝を相手の肩甲骨の間にあて、持っている腕をゆっくり引きながら、膝で肩甲骨の間を前に押し出すように徐々に体重をかけていく。お互いに呼吸するのを忘れずに
③ ゆっくり、持っていた腕と押していた膝をゆるめ、元の姿勢に戻す

押さえが肝心、体幹ひねり

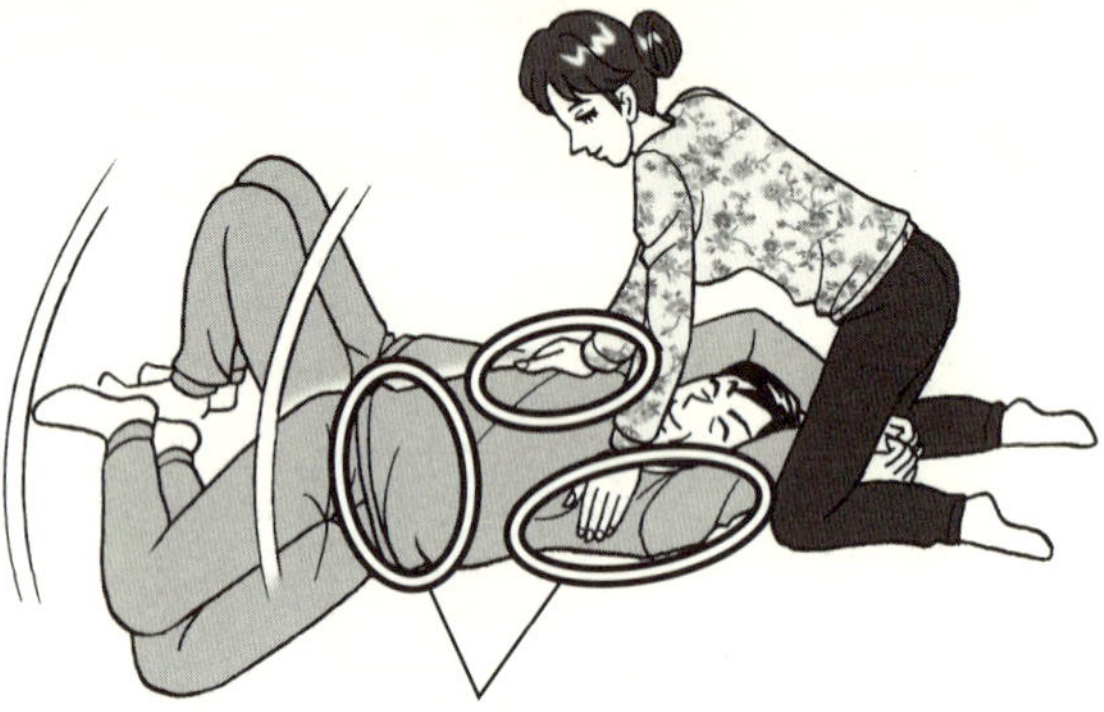

① 仰向けに寝て、腕を伸ばし、膝を曲げる。パートナーはそのひじを膝で軽くはさむように押さえ、わきの下（肩甲骨にふれながら）を押さえる
② 上半身をキープしたまま、呼吸しながら、膝を左右にリズミカルに倒す
③ 徐々に動きを小さくし、膝を中心に戻す

ゴロゴロダラダラしながらできるストレッチのメリット

仕事では常に緊張感を強いられる日々。休日、家にいる時ぐらい、ゴロゴロ、ダラダラしたいわい！　というのがホンネですよね。とはいえ、カッコいいパパでもいたい。そこで、ゴロゴロ、ダラダラしながらできるストレッチを紹介します。

うつぶせの状態から上半身だけを起こすストレッチは、体幹の前面をほどよく刺激する効果があります。腹筋も適度に伸ばされ、背中もシャキンと伸びます。この動作は「マッケンジー体操」と呼ばれ、腰痛持ちの患者様の約7割に有効であるとも言われています。あくまでも痛くない程度まで上げて、つらくならない長さでキープできれば充分です。

ストレッチは継続することが重要なので、一度に限界まで行うよりできるときにできる範囲で行う方が効果的です。腰痛は現代病の代表格。予防をかねて、こまめにストレッチしましょう！

また、自宅のソファーもストレスバスター・ストレッチには最適なツールです。日常生活で固まりがちな肩関節を、自身の体の重さを使いながらゆっくりとストレッチしていきます。

息を止めないようにしながら、体重をゆっくりとかけていきます。肩関節を構成するインナーマッスル（深部の筋肉）もしっかり伸ばされるので、ストレッチ後、腕を後ろに動かす動作がぐっとスムースになります。また、連動して肩甲骨も上方へスライドするので、肩全体や体幹の動きも良くなります。

ふだんすることの少ない動きこそできるだけ意識して行うようにすると、それだけで体の動きが良くなりストレス耐性が増していきます。気がついたときを、ストレッチタイムにあててみてください。

ふたりで行うストレッチのメリット

ふたりで行うストレッチのメリットは、動きの支点を押さえてもらったり、動きを客観的に見てサポートしてもらうことで、ひとりで行うストレッチより深くかつ脱力してできる、という点にあります。そのおかげで、時にははりきり過ぎて強くやり過ぎてしまう面もありますが、ご夫婦など気心の知れたパートナーとなら、その点、しっかりとコミュニケーションがとれます。「ちょっと痛い」や「まだガマンできる」など、お互いに体の状態を正直に訴えながら、微妙なさじ加減でのサポートが可能となります。

猫背防止の背中伸ばしですが、パートナーの膝で背中を押されることで、ふだん丸まりがちな背中をしっかりと反らして伸ばすことができます。ここまで背中を強く反らすというのは、ひとりではなかなかできません。ふたりだからこそできるストレッチです。

また、胸郭（胸）をしっかりと開くことで、呼吸に連動する筋肉群を十分にストレッチすることができます。呼吸が大きくできるようになると血液中の酸素濃度も上がるので、細胞の活性化にもなり、脳にも良い影響をもたらします。

パートナーとコミュニケートしながら行うということも、気分転換になったり、絆を深めるという点で、ストレス解消に効果的ですね。


最後に肩甲骨と体幹を連動させてやるストレッチですが、これは、実際にスポーツ競技の現場で行うメニューのひとつです。この動作は、肩甲骨からわき腹など体幹の側面をリズミカルにストレッチすることができます。血流を改善し、筋肉の反射や反応も良くなります。また、肩甲骨のわき側の筋肉にもアプローチし、競技パフォーマンスの向上にも役立ちます。

ストレッチには静的ストレッチ（スタティック・ストレッチ）と動的ストレッ

チ（ダイナミック・ストレッチ）があると説明しましたが、運動前にウォーミングアップの一環で行う場合は動的ストレッチ、運動後のクールダウンや体を安静にしたいときには静的ストレッチが効果的です。タイミングや目的に応じてストレッチを使い分ける、という意識を持ってみるのもいいと思います。

【コラム】ふたりなら、ストレスは半分に、スッキリは倍に!?

ひとりで行うストレッチの多くは、全身を完全に脱力することはできません。伸ばす動作の際にも、体のどこかが必ず支点となり、そこに力を入れなければならないからです。

しかし、パートナーとふたりで行うストレッチなら、支点となる部位を押さえてもらうことで、自分で力を入れる必要がなくなり、完全に脱力することが可能になります。また、客観的にポジションを確認し、正しい位置に調整してもらうことで、自分では動かしにくい部位までしっかりと深くストレッチできます。

つまり、パートナーとするストレッチこそ、ストレッチの真骨頂が発揮されるのです。昨今、マッサージ店のように、施術者がパートナーとしてストレッチをサポートするストレッチ専門店が登場し、急成長していることはある意味、理にかなっていると言えるでしょう。

第5章

ストレッチのキモは「習慣化」にあり

最大の秘訣にして難関、それは「習慣」にすること

さあ、以上で「ストレスバスター・ストレッチ」はマスターしましたね。これで、皆さんもストレスに影響されない、デキるビジネスパーソンです。……と言いたいところですが、大事なことをあらためてもう一度。これが、ストレスに負けずに実力を発揮し続けるための、最大の秘訣です。

それは、このストレッチを毎日の「習慣」にすることです。

そして、それができなければ、これまでお伝えしてきたことがムダになってしまいます。

しかし、私自身も含め皆さんご存知のように、すべての物事において、それを「習慣化」することこそが、最大の難関でもあります。良いのはわかっているけ

れど、続けることができなくて……。そんなことが、どなたもきっと、これまで何度となくあったことでしょう。

そこで、ここからは、ストレッチのみならず良い変化をもたらすことを「習慣化」するためのコツをお伝えします。また、ストレッチを続けていくと感じてくる、体の左右前後のアンバランスによる違和感についても触れたいと思います。

習慣化のコツ その1　ラクにできること！

そもそも「習慣化」とはどういうことなのか、から考えてみましょう。

「習慣化」とは特定の行動や考え方を、継続・反復することで身体や意識に固定化させることですね。何度も行うことで、自分自身を慣れさせるわけです。

しかし、この継続・反復こそが、習慣化を難しくさせているのです。それはそうですよね、今までやってこなかったことを、まず覚えて、かつ続けなければならないのですから大変です。

特にそれが「がんばって」「一所懸命」やらなければいけないことなら、なおさらです。

しかしたとえば、歯を磨く、という習慣はどうでしょう。

どなたも日常の動作として、朝が来て目覚めれば、ほとんど意識せずにしていると思います。テレビを見ながら、あるいは、トイレに入りながら、なんて方もいらっしゃるでしょう。

決して「よし！　いまから歯を磨くぞ！」などと考えて行っていませんよね。

つまり「意識することなく、毎日、楽に達成できること以外、習慣にはなりにくい」ということです。

「よし！　ストレッチを習慣化しよう！」と気合いを入れても、それが楽にできるものでなければ、習慣化はおそらく不可能でしょう。つまり、「ストレッチ」という新たな行動を毎日、楽にできるレベルまで下げなければなりません。

実践してみるとおわかりの通り、「ストレスバスター・ストレッチ」は、続けるにあたって特別なマインドやモチベーションなどは不要です。忙しいビジネスパーソンの皆さんが「意識せず、毎日、楽にできるように」と設計されているからです。続けられることを前提としているのです。

習慣化のコツ その2 「合間」と「ながら」を活かす！

習慣化の2つ目のカギ、それは、意識せず、毎日、楽にできることを「何かの合間、もしくは何かをしながら行う」ことです。

オフィスのデスクで仕事の合間に、エスカレーターに乗りながら、電車での移動中に、などの「何か」の合間や「何か」をしながらのストレッチは「time is money」の皆さんには、時間の節約になります。

そしてもうひとつ、その「何か」が引き金となってストレッチをしたくなる、意識せずにするようになる、という副次的効果もあるのです。そうなればしめたもの。いちいち「やらなければ」とやる気を奮い立たせずとも、気がついたらストレッチしている、という状態になっているはずです。

「ストレスバスター・ストレッチ」を行う際は、以上2つの「続けるためのコツ」を念頭に置いてください。

とにもかくにも、無理せず、少しずつ

また、時間がなければ、たった1秒ポーズをキープするのでもかまいません。

とにかく、少しずつでも毎日行うことです。

「ストレスバスター・ストレッチ」の各ポーズは、短い時間でできる、シンプルなものです。続けていくうちに、ポーズを長めにキープしたいと思ったり、もう少しポーズを深めてみたいと思うようになるでしょう。そうして自分なりのペースを保ちながら続けていけば、ストレスの影響も怖くなくなっていくことと思います。

あえて反対をやってみる「シンメトレーション」の効果

ここですこし話は寄り道して、私が提唱する「シンメトレーション」というテクニックをお教えしたいと思います。

「シンメトレーション」とは、英語の symmetry（左右対称）と rotation（回転、循環）の2つの単語を掛け合わせた造語です。

人にはそれぞれ、体の動きやポジションのクセ、利き腕などがあり、左右や前後において対称にはなっていません。それ自体はごく自然なことですが、生活動作の繰り返しのなかでは、やはりバランスのちがいが強調され、局所的に負担が増える部位も現れてきます。そこに疲労や加齢などの要因が加わると、痛みや不調が生じます。そうなってからでは、一時的な対処はできても根本的な解決は難しく、再発を招いてしまいます。

その前に、ふだん使っている利き手や、組んでいる足、曲げやすい体の向きなどを「あえて」反対にしてみる。いつもの動作で、やりやすい方ではなく、やりにくい方を「意識的に」やってみる。

そうして、自分で動きながら体の左右差や前後差を調整し、バランスのとれた状態を目指していく。それが「シンメトレーション」の考え方です。

実は、私は、生まれてから今まで腰痛や肩こりに悩まされたことがありません。一度も、です。周囲からは、丈夫な体に生まれて良かったね、とうらやましがられたものです。しかし、振り返るにこれは生来のものではなく、小さい頃からの習慣によるものではないかと思い至りました。

その習慣とは、「片方やったら、反対側も」というものです。

たとえば、ラジオ体操。

ふつうの子どもはそんなことを考えながら体操なんてしていないと思うのですが（笑）、私はいつも、左右が同じだけ動けるように意識してやっていたような気がします。「左右対称にやらないと体が変形してしまう」と、半ば強迫観念のように思っていたからです。

海辺に行くと、ときどき、ハサミの大きさが左右ちがうカニがいますね。それを見て「片方ばかり使っていたから、そっちだけ大きくなってしまったんだ！左右同じくらい動かさないと、僕の手足もああなってしまう！」と、本気で思っていました。幼い思い込みと笑えてきますが、種の進化を考えるとあながち間違いとも言い切れません。

また、高校球児時代には、投げるのも打つのも、左右両方で練習するように心がけていました。その結果、利き手だけを酷使してバランスを崩して故障する、ということはありませんでした。

このような、ふだんの動作や運動のなかでの体のバランスを意識する習慣のおかげで、多くの方がお悩みの腰痛や肩こりなどの不調を、私は経験せずに済んでいるのだと思うのです.

そんな自分の感覚と体験を踏まえて、患者様には「左右差や前後差を感じる動きは、あえてやりにくさを感じる方でやってみてください」とアドバイスしています。

「ストレスバスター・ストレッチ」を行う皆さんにも、意識してやりにくい方を少し多めにストレッチしたり、日常動作も、いつもしている方と反対側で、あえて行ってみることを、ぜひおすすめします。

はじめはやはり、違和感があると思います。しかし、気づいたときの、ほんの数秒間でもかまいませんので、トライしてみてください。ただし、決して無理はなさらず。痛みや異常を感じるまで我慢することは逆効果です。あくまで「違和感を自覚しつつも、我慢はしない」ことが大切です。

続けていくうちに、少しずつですが、動きの左右差、前後差は減っていくことと思います。そして、体の中心軸に向かってバランスが取れた状態に近づくことで、アンバランスから生じていたコリや痛みも徐々に軽くなっていくでしょう。

自分の体と、あらためて出会う

また、シンメトレーションで、いろいろな動作をあえて反対側ですることは、もうひとつの大きな効果があります。それは「自分の体に関して、今まで気づかなかったさまざまなことを発見する」というものです。

いつも無意識に、左右のどちらかに頼った動きをしていたり、その片寄りが手と足では逆になっていたり、ということは、どなたにもあります。しかし、日常ではなかなか気づきにくいものです。そうした片寄りを、シンメトレーションで感じる「違和感」をサインに知ることができるのです。

そして、自分の体について新たな気づきを得ることで、ふだんのクセや行動を見直して、できるだけバランスの取れた状態になるようにと、日常でも意識する機会が増えてきます。

そのうちに、ふだんのなにげない行動のなかに、自分なりのバランスを保つための新しい習慣が根付いていることでしょう。その先に、よりすこやかな状態の自分自身との出会いもあるはずです。

最終章

今日のストレッチが未来を変える

ストレッチが効くのは、「今」だけじゃない

さて、ここまで読み進めていただいて、ありがとうございます。

ストレッチが、皆さんが感じていらっしゃる心と体の不調にどのように働きかけ、ビジネスパフォーマンスにどのような好循環をもたらすのか。そして実際に日常で行えるストレッチと、実践時のコツや考え方についても、お伝えしてきました。

ストレッチという新たな習慣を日常に取り入れることは、実にさまざまな恩恵をもたらしてくれることが、おわかりいただけたかと思います。

この最終章では、ストレッチの習慣化は、いま現在の心身やパフォーマンスの状態を変えるだけではなく、未来にもポジティブな影響を与えるだろう、という

私の考えをお話ししたいと思います。

ストレッチで、心のタイムアウト

ストレッチの生理学的な効果については、これまでお伝えしてきた通りです。それに加えて、私はほかにも、ストレッチには重要な効果があると思っています。

まずひとつは「心に時間的な余裕をつくることができる」ということです。イラッとしたとき、ムカッとしたとき、その対象に即時に反応してしまいがちです。そしてその後で、かならずと言っていいほど、そうして反応したことを後悔します。しかし、そんな「イラッ」「ムカッ」としたときに、ストレッチをはさむことでタイムアウトをとる。そうして物理的に時間をおくことで心の余裕を持つことができます。

また、ストレッチをすることで自分の体に意識を向けることができ、イライラやムカつきの対象から、その間、意識をそらすことができます。

ストレッチでタイムアウトをとり、心身ともにニュートラルな状態になってからならば、より良い対応が可能です。それが習慣化すれば、さまざまな問題やトラブルに見舞われても、こじらせずに済みます。そうした結果の蓄積を長期的に考えると、ビジネスパーソンのキャリアパスにおいて、かなりの影響をもたらすのではないでしょうか。

ストレッチで、気持ちのスイッチを切り替える

また、ストレスを自覚したら反射的にストレッチを行うという習慣が確立して

いることは、つまり、切り替えが上手にできるということでもあります。それは、マルチタスクを要求されるビジネスパーソンの皆さんにとって、非常に重要な要素でもあります。

そして、切り替え上手であることは、ビジネスにおける有能さを示すとともに、ポジションが上がるにつれて重要性を増してくるであろう、自分自身のメンタルヘルスにも大きく関わってくることになります。

しかし、気持ちを切り替える、という精神的作業は「切り替えよう、切り替えよう」と懸命に思っても、なかなかできることではありません。

「これをすれば気持ちが切り替わる」と思える、ある意味儀式的な身体的動作が伴うことで、気持ちの切り替えはうまくいくことが多いのです。人によっては、コーヒーを飲んだり、ガムをかんだりする方などもいらっしゃるでしょう。

それが、ストレッチであれば、体に対する生理的な効果を得ながら、心理的にもスイッチを切り替えることができるのです。

ストレッチを習慣にしているということは「体を使って気持ちを切り替える術を、日々トレーニングしている」とも言えると思います。

自分から周囲へ、今から未来へ、視野もストレッチ

ストレッチを習慣にして変化するのは、自分自身だけではありません。

ビジネスパーソンである皆さんの心理面、行動面のポジティブな変化は、とりもなおさず周囲の社員にも影響を与えます。

いつも不機嫌で疲れている上司のもとでは、部下も士気が上がりませんよね。

また、指示や指導をするにも、コンディションが良好でなければ、的確さを欠いてしまいます。そして、チームの成績低下を招いてしまいかねません。

ストレッチによる心身のコンディションの改善は、自分自身のパフォーマンス

の向上だけではなく、チーム全体のパフォーマンス向上にもつながる。そのことを意識して、自分だけでなく、チームのためにも、ビジネスパーソンの皆さんにはストレッチを習慣づけていただきたいのです。

また、現在の「ビジネスパーソン」という立場においては、皆さん「今ここ」で起きていることへの的確な対処に日々追われていることでしょう。と同時に、社の「未来」への長期的な視座も持つことが求められているはずです。

つまり「今」目の前にあることに即時的に対応しながらも、現状、目に見えている結果のみにとらわれるのではなく、それが「未来」にどうつながっているか、常に意識していなければならないということです。

日々の事柄に忙殺され、心も体もガチガチになって「今ここ」に意識を固定してしまうのではなく、折々でストレッチを行うことで、心身ともにのびのびとリラックスして、広くしなやかな視野で事象を見渡し、未来に意識を向ける余裕を持てるはずです。そして「今さえ乗り切れれば」という刹那的な判断ではなく、長期的な結果を見すえた、正しい意思決定ができるはずだと思うのです。

そうしたひとつひとつの意思決定が、自身の未来、社の未来を、大きく変えていくことでしょう。

皆さんにとって、現在のポジションは、おそらくこれから先に続いているキャリアパスの通過点であることと思います。

ここから、さらなるステップアップを考えたとき、ストレッチという習慣がもたらす小さな日々の変化が、きっと皆さんの大きな追い風となることでしょう。

少々誇張気味かもしれませんが、それでも私はあえてこうお伝えしたいと思います。

ストレッチは、あなたの未来を変える。

皆さんには、ストレッチという新しい習慣を味方に、今よりもさらに飛躍していただきたいと、心から願っています。

巻末資料

ストレスを消すストレッチ一覧

部長にばれずに、椅子に座ってできるストレッチ

デスクの下で、もも裏伸ばし

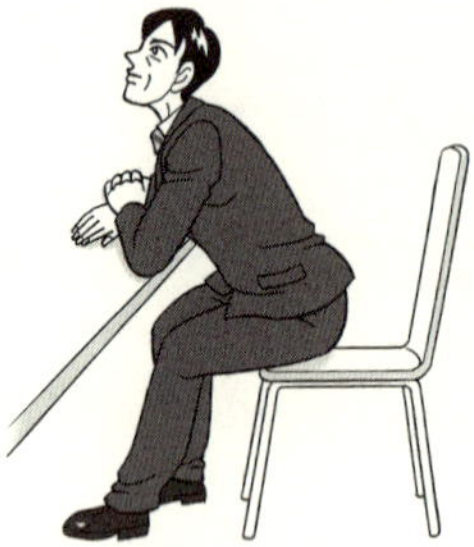

① 猫背にならないように胸を張り、腰を伸ばした状態で椅子に座る
② 片方の足を少し前に出す
③ 胸を張り腰が伸びた状態のまま、上体を前方にゆっくり倒す
④ 数秒間呼吸しながらキープしたら、足を戻して反対側も

書類を見ながら、体幹ひねり

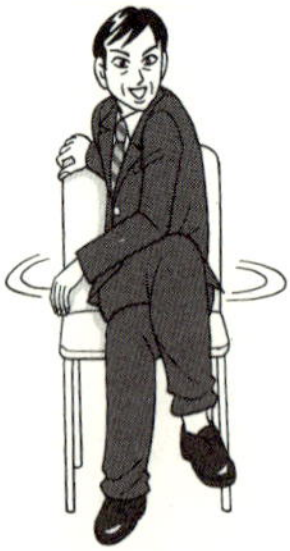

① 足を組み、上になった方の膝の外側に、反対側のひじをつける
② ひじで膝を押しながら、体幹をひねる
③ 数秒間、ゆっくり呼吸しながらキープする
④ ゆっくり体幹を戻して反対側も
※ 顔は前向きで書類を見ながら、あいている手で椅子の背もたれをつかむのも良い

ちょっとひと息、首・肩すっきり

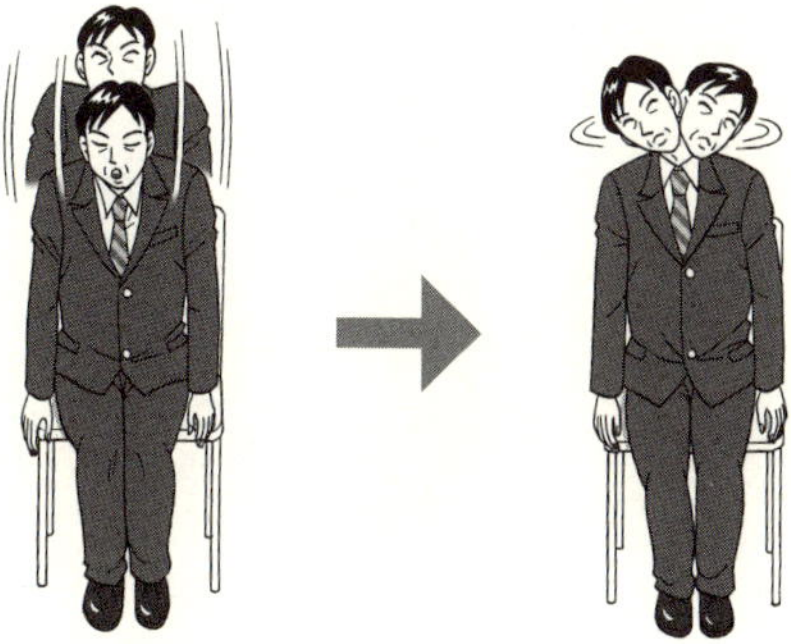

① 肩を上方へすぼめる
② 息を止めて6秒間キープしたら、一気に吐きながら肩の力を抜いて落とす
③ 呼吸しながら、首を左右にゆっくり倒す

会議の締めは、背面伸ばし

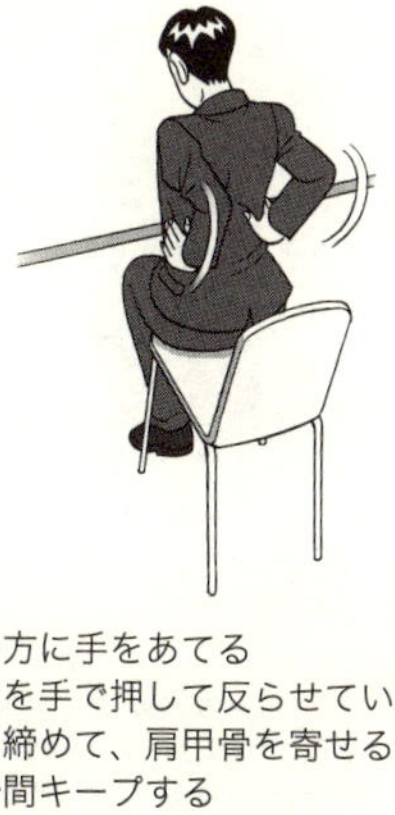

① 腰のできるだけ上の方に手をあてる
② 呼吸しながら、背中を手で押して反らせていく
③ さらにひじを内側に締めて、肩甲骨を寄せる
④ 呼吸しながら、数秒間キープする
⑤ ゆっくりとひじをゆるめ、元の姿勢に戻る

デスクに着いたまま小物を使って、できるストレッチ

耳をつまんで、体側伸ばし

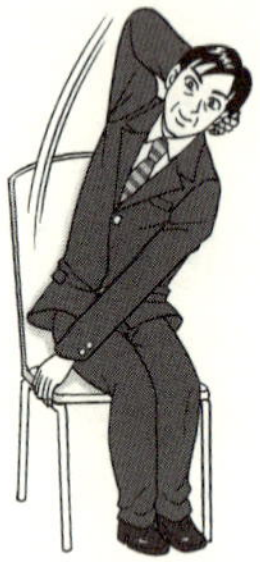

① 顔は前を向いて座り、片手で反対側の椅子の座面をつかむ
② もう片方の手で、頭の後ろから反対側の耳をつまむ
③ 呼吸しながら、つまんだ耳の方向へゆっくり体を倒していく
④ 数秒間キープしたら、ゆっくり体を戻して反対側も

タオルでぐーっと、首伸ばし

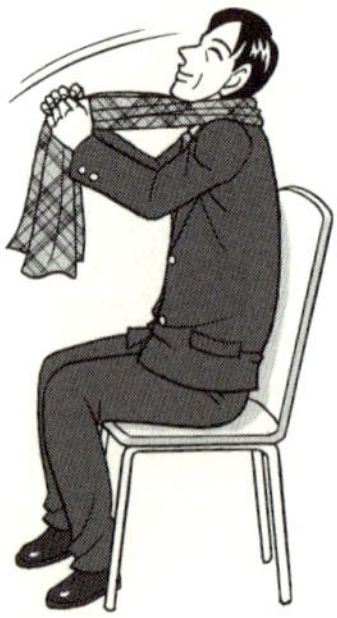

① 背筋を伸ばして座り、タオルを首の後ろにあてる
② 両手でタオルの端を持ち、前にひっぱる
③ 呼吸しながら、あごを上げ、頭を後ろに倒していく
④ ゆっくりと正面に戻る

移動中、電車に揺られながらできるストレッチ

「あれ着いたかな」と首・体幹ひねり

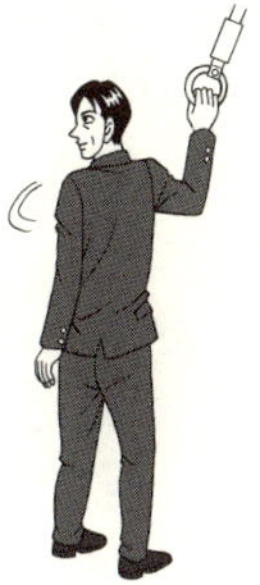

① 吊り革をつかみながら、足を肩幅に開いて立つ
② 胸を張り、背筋を伸ばし、足は地面を踏みしめて固定させる
③ 呼吸しながら、吊り革を持つ手と反対側に、顔と上半身だけをひねる
④ ゆっくりと正面に戻り、反対側も

寝てるふりして、肩・肩甲骨伸ばし

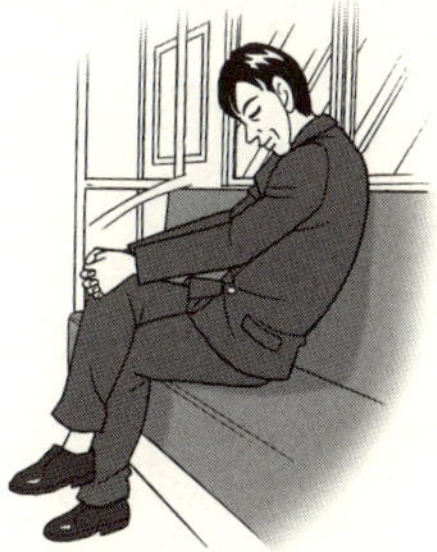

① 座席に浅く座り、足を組む
② 両手を組んで、上になった足の膝を持つ
③ 息を吐きながら、手で膝を手前に引きつつ、おへそをのぞき込むように首と背中を丸める
④ 呼吸しながら、数秒間キープする
⑤ ゆっくりと頭を上げ、元の姿勢に戻る

エスカレーターに乗りながらできるストレッチ

Shall we 段差？でふくらはぎ伸ばし
（上りで、前後に人がいないとき）

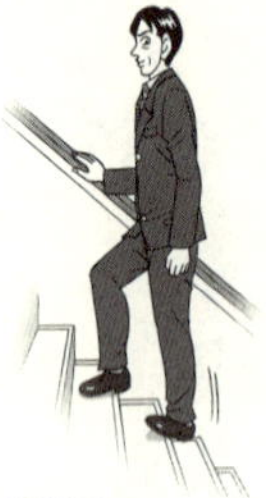

① 片足をひとつ上の段に乗せる
② 前方の足に重心を移動し、後方の足の土踏まずを段のふちにひっかける
③ 滑り落ちないよう注意しながら、かかとをゆっくり落とす
④ かかとを戻し、前の足を戻して、反対側も
※ 手すりをしっかり持ちながら、後ろに落ちないよう十分注意して

つらいときでもヤセ我慢、腹筋・横隔膜強化
（上りでも下りでも）

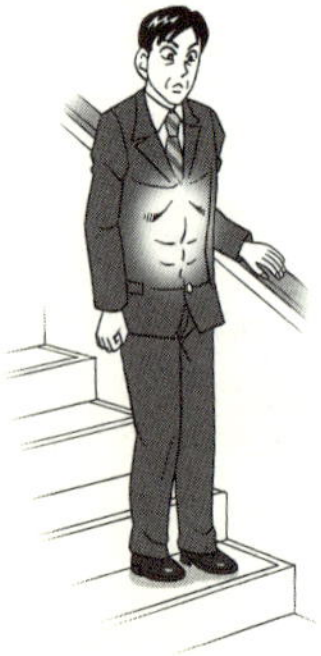

① 胸を張り、背筋を伸ばして立つ
② 姿勢を保ったまま、お腹をできるかぎりひっこめる
③ 呼吸したまま、ひっこめたお腹を、エスカレーターを降りるまでキープ

イラッとしたら、座ったままできるストレッチ

頭かかえてあご上げて、首ほぐし

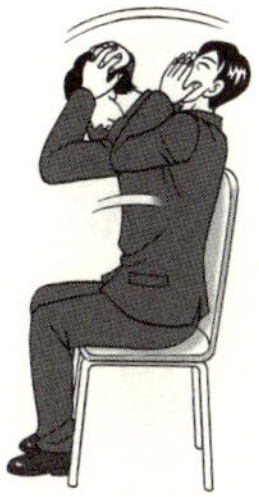

① 背筋を伸ばして椅子に座り、頭の後ろで手を組む
② ゆっくりと頭を前に倒していく（呼吸しながら数秒間キープ）
③ ゆっくりと正面に戻る
④ 手のひらであごと頬を包むように持つ
⑤ ゆっくりとひじを上げ、頭を後ろに倒していく
⑥ 呼吸しながら数秒間キープして、ゆっくりと正面に戻る

ぐるぐる回して、肩ほぐし

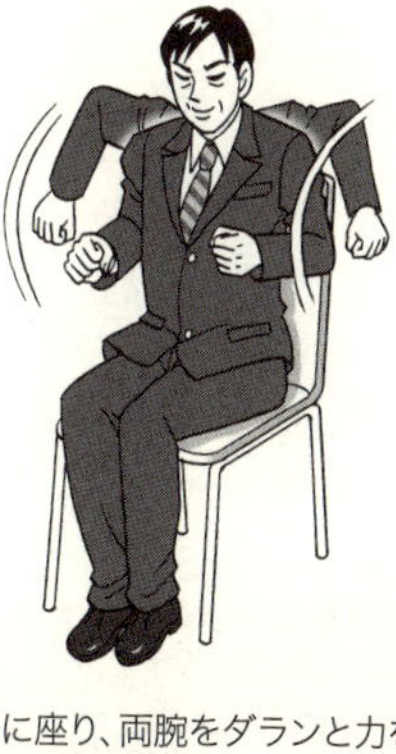

① 背筋を伸ばして椅子に座り、両腕をダランと力を抜いて体の横に落とす
② 肩甲骨を動かすことを意識しながら、肩全体を後ろに回す
③ 呼吸しながら数回回したら、同様に前にも数回回す

イラッとしたら、席を立って行うストレッチ

ヨイショと上げて、上半身伸ばし

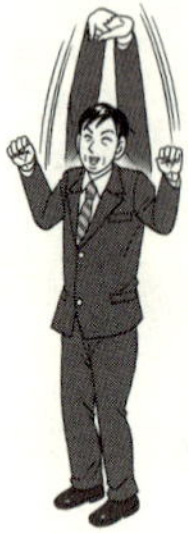

① 足を肩幅に開いて立ち、頭の上で手を組む
② 手のひらを上向きに返して、呼吸しながら腕を上にぐーっと伸ばす
③ 伸ばしきったら手を離し、ひじを曲げ、体のななめ後ろに引くように下げる
④ 2～3回繰り返す

トラブルごっちゃんです！ 下半身伸ばし（四股踏み）

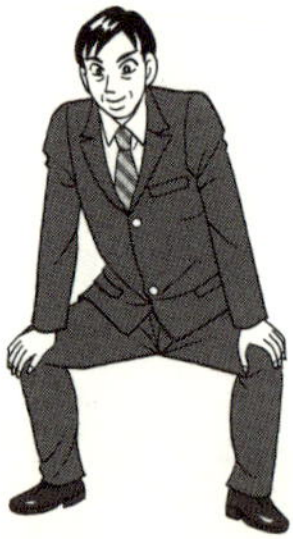

① 足を大きく開き、つま先を外側に向けて立つ
② 膝の上に手を乗せ、腰を伸ばしたままゆっくり落とし、膝が外向きに直角に開くように曲げていく
③ 胸を開き、呼吸しながら数秒キープ
※ 膝は必ず外向きになるよう、手で膝を軽く押すような感覚で曲げていくと良い
④ ゆっくりと膝を伸ばし、元の姿勢に戻る

壁を相手に、ストレッチ

壁あれば押そう、上半身伸ばし

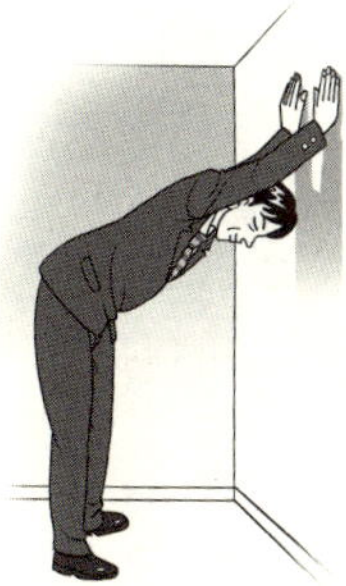

① 壁に向かって少し離れて立ち、頭の高さで手をまっすぐ伸ばしてつく
② あごを地面に近づけるように、ゆっくりと上体を下げていく
③ 呼吸しながら数秒間キープする
④ ゆっくりと上体を上げて、元の姿勢に戻る

問題片付かなくても肩つけて、肩甲骨周辺伸ばし

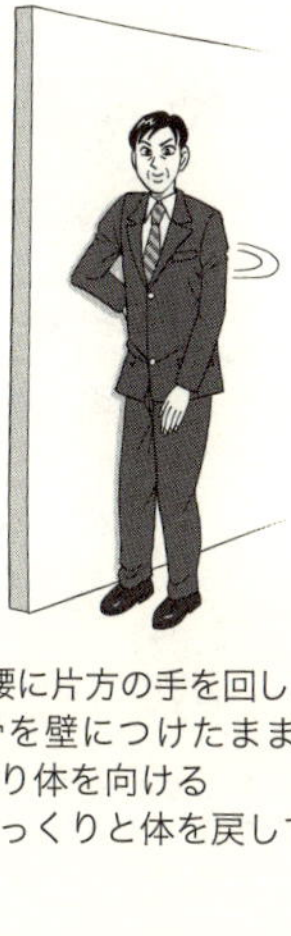

① 壁に背中をつけて立ち、腰に片方の手を回し、手のひらを壁につける
② 手のひら、ひじ、肩甲骨を壁につけたまま、呼吸しながら、ひじを曲げた手の甲にゆっくり体を向ける
③ 数秒間キープしたら、ゆっくりと体を戻して反対側も

ひとりでこっそり、ストレッチ

でんでん太鼓で全身ゆるめ

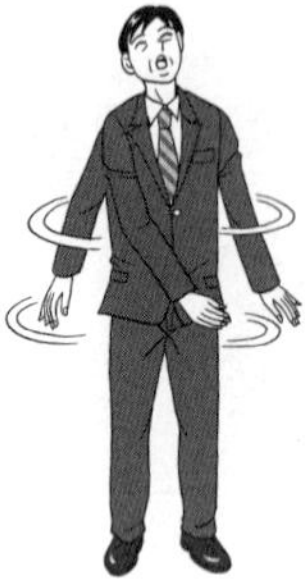

① 足を肩幅に開いて立ち、全身をダラーンと脱力する（表情も）
② 目を閉じ、体の中心から全身をブラブラと揺らす（でんでん太鼓のように、腕や頭も、遠心力で揺らすような感覚で）
③ 次第に動きを小さくして止める

エアロスイミングで肩ほぐし

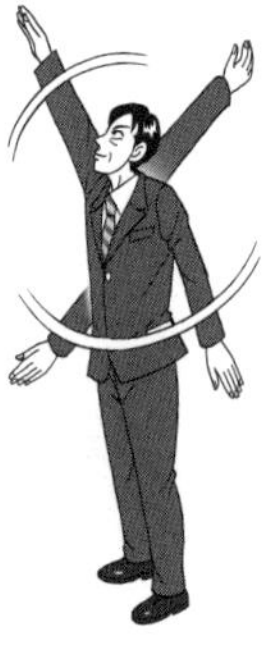

① 足を肩幅に開いて立ち、背筋を伸ばす
② 顔をななめ上に向ける
③ 呼吸しながら、クロールをするように、腕をグルグル回す
④ 反対方向にも、背泳ぎするようにグルグル回す

カバンを使って、ストレッチ

バーベルなくてもカバンで、肩周辺強化

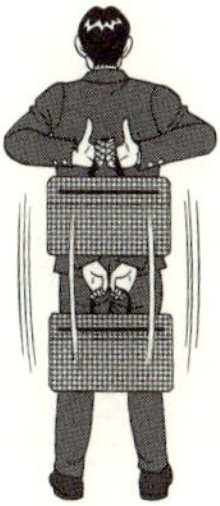

① 足を肩幅に開いて立ち、背筋を伸ばす
② 後ろでカバンを持ち、両ひじを伸ばす
③ 息を吸いながら、そのまままっすぐ、カバンを上げる（肩が上がらないように注意）
④ 呼吸しながら５秒キープ
⑤ ゆっくりカバンを下げる

カバンの重みで腕軽く、前腕回し

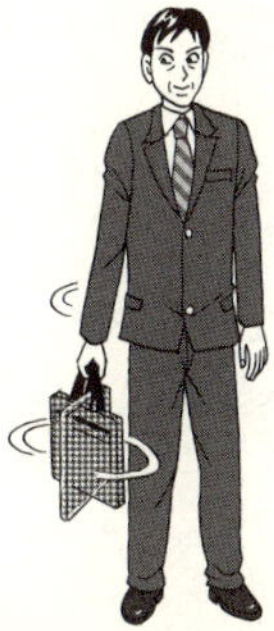

① カバンを片手に持つ
② 肩から手首にかけて、腕全体の力を抜く
③ 呼吸しながら、腕をゆっくり外側に回す
④ 腕をゆっくり戻し、内側にも回す
⑤ 数回繰り返す

お風呂のなかで、ストレッチ

正座でハンセイ、太もも伸ばし

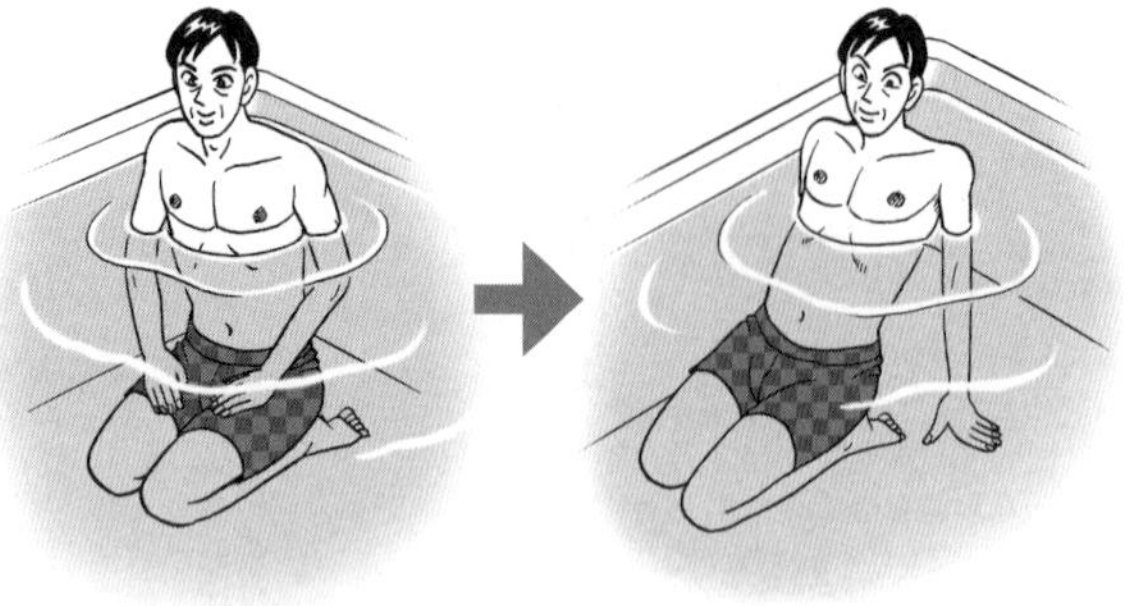

① 湯船のなかで正座になる
② おしりの後ろに手をつく
③ 余裕があれば、呼吸しながら、そのまま軽く背中を後ろに倒す

膝をかかえて、おしり・太もも伸ばし

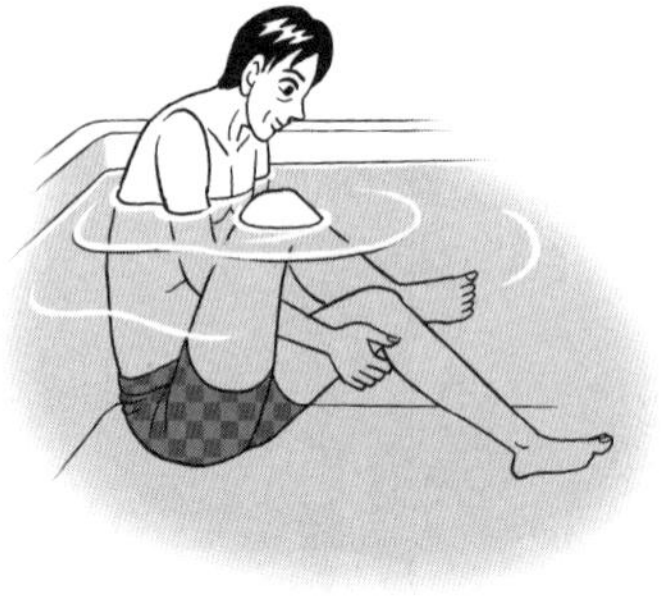

① 湯船のなかで体育座りになる
② 片足のくるぶしあたりを反対側の膝に乗せる
③ 呼吸しながら、下になっている膝を持って手前に引きつけるか、
　上半身を膝に近づけるように倒していく
④ ゆっくり元の体育座りに戻り、反対側も

若々しい姿勢をキープする、ストレッチ

おとなのハイハイ、肩甲骨ほぐし

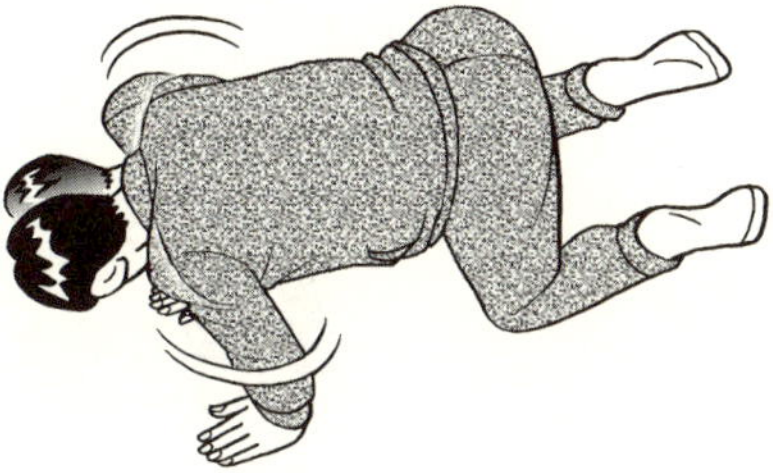

① 手と膝をついて四つんばいになり、首の力を抜いて頭を下げる
② ひじを伸ばしたまま、尾てい骨を上げる感覚で背中を反らせる
③ そのまま左右の肩甲骨を、交互に、前後に動かす（その場で赤ちゃんのハイハイをするように）
④ 次第に動きを止めて、元の姿勢に戻る

ひじ開いて、閉じて、体幹伸ばし

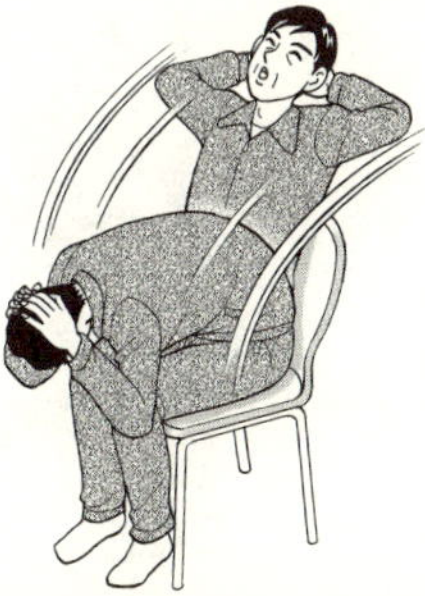

① 椅子に座り、手を頭の後ろで組む
② 息を吸いながら、ひじを開いてななめ上を向き、胸を開く
③ 息を吐きながら、ひじを閉じて背中を丸めながら、体を前に倒す
④ 呼吸に合わせて数回繰り返す
⑤ 次第に動きを止めて、元の姿勢に戻る

若々しい表情をキープする、ストレッチ

目力アップ、目周辺ストレッチ

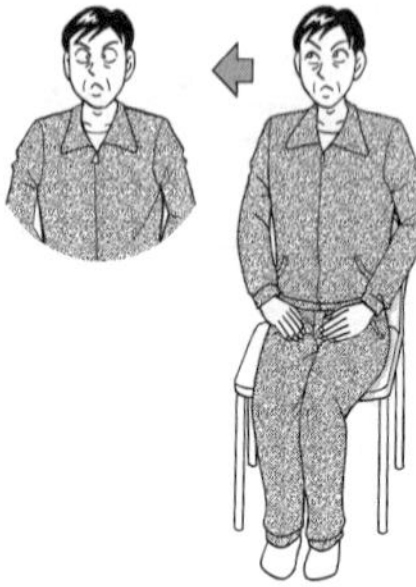

① 目を一度ぎゅっとつむり、ぱっと見開く
② 目を閉じて、そのまま眼球をグルグル回す
③ 目を開けて、眼球を左、中心（鼻先を見るように寄り目）、右と動かす
④ 反対方向にも動かす

顔も筋肉ですから！　表情筋ストレッチ

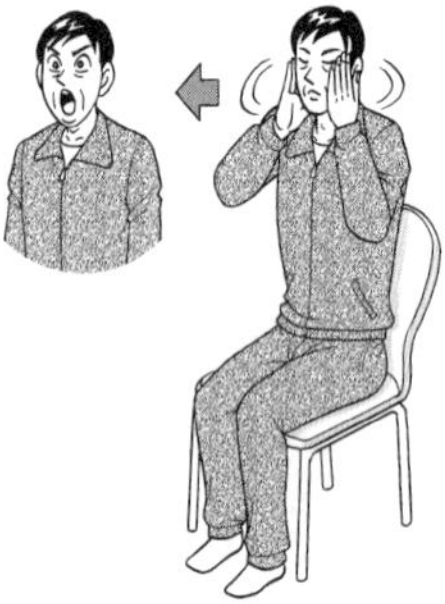

① 顔全体の筋肉を押し上げるように、両手で下から上へとまんべんなく、呼吸しながら押していく
② 顔を正面に向けて、各パーツを中心に集めるようなイメージで顔をぎゅっとすぼめる
③ 目、鼻、口、顔全体を、一気にぱっとめいっぱい開く

ゴロゴロ、ダラダラしながらできる、ストレッチ

寝ながらエビ反り、上半身伸ばし

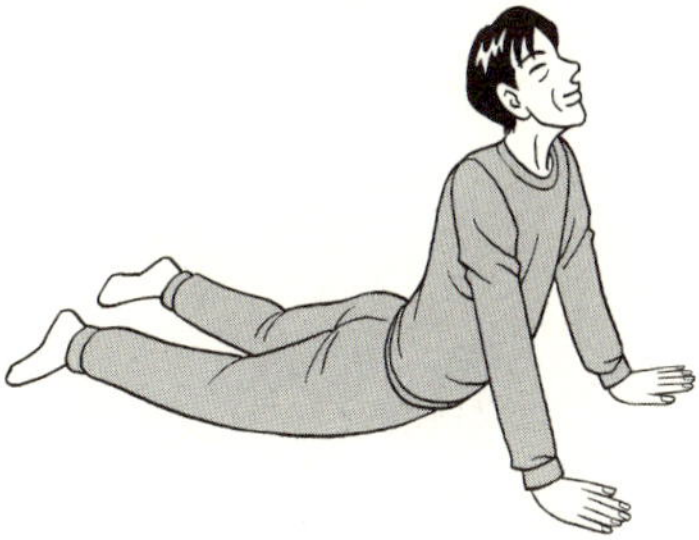

① うつぶせに寝て、足は伸ばし、手は肩の前あたりにつく
② 下半身は床につけたまま、腕を伸ばしながら上半身を反らし、目線を上げる（腰に痛みがある場合は、反らせ過ぎないよう注意）
③ 呼吸しながら数秒キープして、ゆっくりうつぶせに戻る

ひとり椅子引き？　腕・肩伸ばし

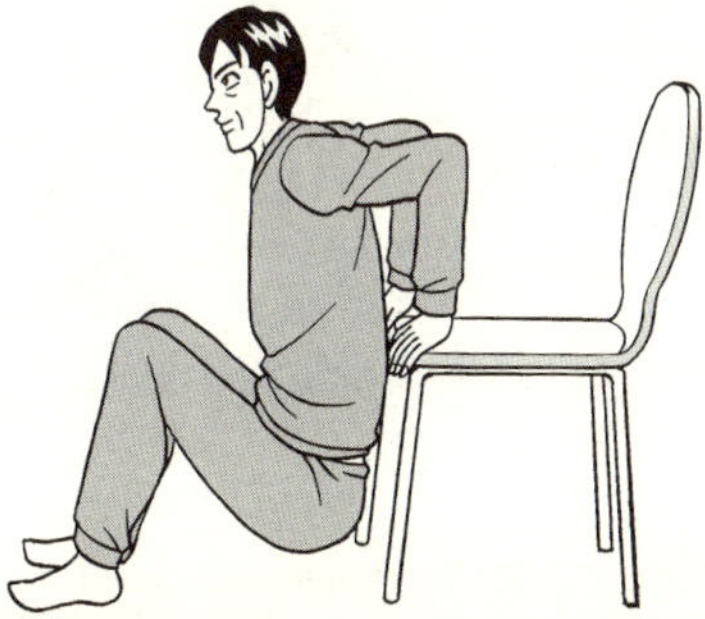

① ソファの前に背を向けてしゃがみ、腕を後ろに回して手を座面につく
② 呼吸しながら、そのままゆっくり腰を落としていく
③ 呼吸しながら数秒キープ
④ ゆっくり腕を体の横に下ろす

たまにはふたりで仲良く、ストレッチ

呼吸を合わせて、上半身伸ばし

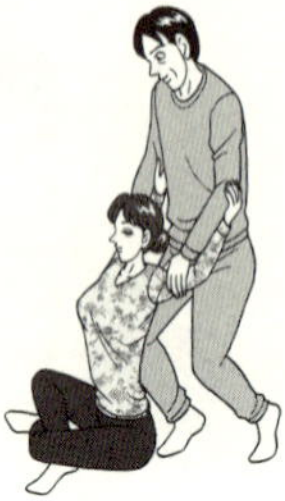

① 軽くあぐらをかいて座り、腕を上に上げる。パートナーは、相手の後ろに立って、お互いに二の腕を持ち合う
② パートナーは片足を踏み出し、膝を相手の肩甲骨の間にあて、持っている腕をゆっくり引きながら、膝で肩甲骨の間を前に押し出すように徐々に体重をかけていく。お互いに呼吸するのを忘れずに
③ ゆっくり、持っていた腕と押していた膝をゆるめ、元の姿勢に戻す

押さえが肝心、体幹ひねり

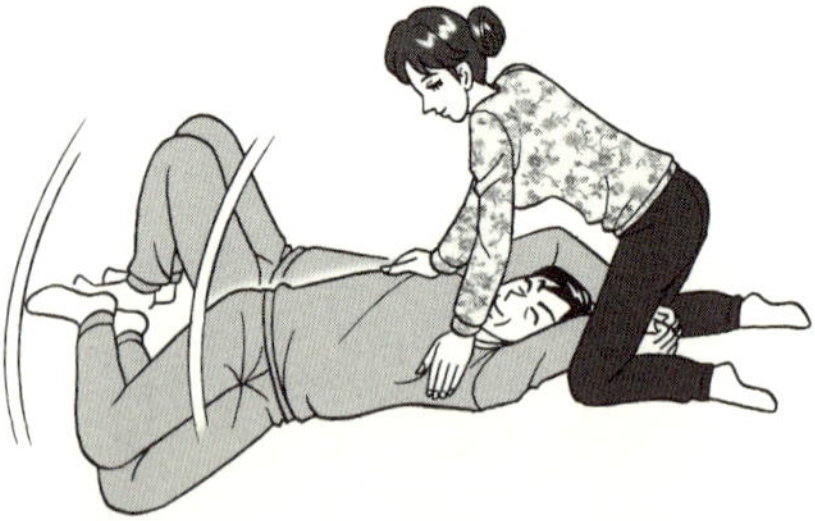

① 仰向けに寝て、腕を伸ばし、膝を曲げる。パートナーはそのひじを膝で軽くはさむように押さえ、わきの下（肩甲骨にふれながら）を押さえる
② 上半身をキープしたまま、呼吸しながら、膝を左右にリズミカルに倒す
③ 徐々に動きを小さくし、膝を中心に戻す

おわりに

ビジネスパーソンにとって、業務をめぐるトラブルは、もちろん大きなストレス要因です。加えて今の日本では、長引く景気の低迷、シビアな労働環境など働く方々を取り巻く状況によっても、そのストレスレベルは底上げされているように思います。

そんな複雑に入り組んだストレス要因そのものを、即座に解決することは難しい。けれど、ストレスによる心身への影響は「ストレッチ」という方法でセルフコントロールすることができる。そうして多くのビジネスパーソンが、仕事を楽しみながら実力を十分に発揮できれば、日本経済に活力をもたらすことができるはず。治療家として、トレーナーとして、経営者として抱いてきた、そんな思いの発露が本書です。

「ストレッチ」があなたの心身に変化をもたらし、あなたの仕事に変化をもたらし、その先にさらなる変化をもたらすきっかけとなれば、幸いです。

「ビジネスパーソンのストレスを解消して、日本のビジネスシーンを変えていきたい」と本書を企画して下さった、マイナビの小山太一さん、ストレッチに関するさまざまなご意見をいただいた「ストレッチ屋さん」代表の川合利幸さん、「ストレチックス」代表の山口晃二さん、執筆活動がスムーズに運ぶように「整骨院プロスタイルグループ」の運営を円滑に進めてくれた友澤元気院長、田熊一博院長、現場スタッフ、本社スタッフのみんな、マイナビとの出会いと執筆の支えになってくださった「株式会社もくてき」の與良昌浩さん、多くの気づきと学びをいただいた「株式会社ファミー」の廣瀬慶先生、院にお越しの患者様、ビジネスパートナーの皆様に改めて感謝を申し上げます。

そして、ずっと陰で支えてくれた妻の有希子と娘の響へ。

「ありがとう」

２０１５年４月　山内英嗣

参考文献

『生命とストレス』
ハンス・セリエ（著）、細谷東一郎訳、工作舎　１９９７
『積極的休養法　リラックスの理論と実際』
Ｅ・ジェイコブソン（著）、向後英一訳、創元社　１９７２
『リラックスの科学　毎日のストレスを効果的に解放する』
Ｆ・Ｊ・マクギーガン（著）三谷恵一、森昭胤訳、講談社　１９８８
厚生労働省　平成24年労働者健康状況調査

●著者プロフィール
山内英嗣（やまうち・ひでつぐ）
1974年、神奈川県生まれ。柔道整復師として延べ30万人の施術実績のほか、国際大会出場選手の帯同トレーナー、テレビ神奈川の情報番組にて健康コーナーを1年間にわたり担当。自身の治療経験から「対処療法ではなく根本療法でなければ真の健康にはならず」の思いに至り、株式会社ライフデザインを設立。医療事業として1日200人、年間6万人の施術に当たる「整骨院プロスタイルグループ」を開業。「治療家はもっとカッコよくなれる」の術者育成理念をもとに後輩の育成にも力を入れる。

マイナビ新書

ストレスの9割はストレッチで消せる

2015年4月30日　初版第1刷発行

著　者　山内英嗣
発行者　中川信行
発行所　株式会社マイナビ
〒100-0003 東京都千代田区一ツ橋1-1-1 パレスサイドビル
TEL 0480-38-6872（注文専用ダイヤル）
TEL 03-6267-4477（販売部）
TEL 03-6267-4483（編集部）
E-Mail pc-books@mynavi.jp（質問用）
URL http://book.mynavi.jp/

装幀　アピア・ツウ
イラスト　野村直樹
制作協力　有限会社 Imagination Creative
DTP　富 宗治
印刷・製本　図書印刷株式会社

　ISBN978-4-8399-5540-3
Printed in Japan